CONTRIBUTION A L'ÉTUDE

DES

DÉCHIRURES DU COL DE L'UTÉRUS

PAR

L. JACQUELOT

Docteur en médecine de la Faculté de Paris,
Ancien interne des hôpitaux de Paris et de la Maternité de l'hôpital Cochin,
Médaille de bronze de l'Assistance publique.

PARIS
ALEXANDRE COCCOZ, LIBRAIRE-ÉDITEUR,
11, RUE DE L'ANCIENNE-COMÉDIE, 11

1884

CONTRIBUTION A L'ÉTUDE

DES

DÉCHIRURES DU COL DE L'UTÉRUS

CONTRIBUTION A L'ÉTUDE

DES

DÉCHIRURES DU COL DE L'UTÉRUS

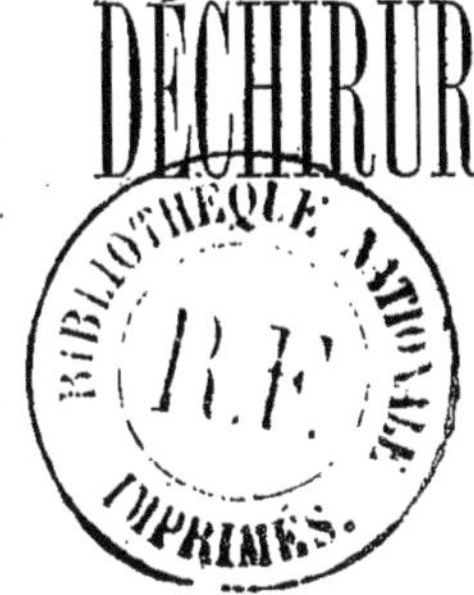

PAR

L. JACQUELOT

Docteur en médecine de la Faculté de Paris,
Ancien interne des hôpitaux de Paris et de la Maternité de l'hôpital Cochin,
Médaille de bronze de l'Assistance publique.

PARIS
ALEXANDRE COCCOZ, LIBRAIRE-ÉDITEUR,
11, RUE DE L'ANCIENNE-COMÉDIE, 11

1884

CONTRIBUTION A L'ÉTUDE

DES

DÉCHIRURES DU COL DE L'UTÉRUS

INTRODUCTION.

La métrite chronique est certainement une des affections dont le domaine est le plus étendu, et l'histoire le plus obscure et le plus controversée sur nombre de points. Elle retentit sur l'économie presque tout entière de la femme, notamment sur l'appareil digestif et le système nerveux. Elle a donné et donne encore lieu à des discussions nombreuses sur son étiologie, ses différentes formes, et son traitement. Ainsi, tandis que certains auteurs admettent, par exemple, des éruptions diverses sur le col de l'utérus, eczéma, acné, herpès, etc., d'autres ne reconnaissent aucune de ces affections, et n'en font que de simples productions hypertrophiques : kystes folliculaires, hypertrophies papillaires, etc. Là où les anciens gynécologistes voyaient toujours une ulcération, c'est-à-dire un processus passif, amenant une perte de substance et n'ayant aucune tendance à la cicatrisation, ceux de l'école moderne voient un processus actif déterminant un simple changement de structure ; nous aurons l'occasion de revenir plus loin sur ce sujet.

Le traitement n'a pas moins varié. Les antiphlogistiques, les émissions sanguines, les astringents, les cautérisations sous toute espèce de forme, les résolutifs, les modificateurs locaux et généraux, ont successivement été employés, et fréquemment sans donner le résultat attendu. Il n'est pas un praticien qui ne se soit trouvé aux prises avec la métrite chronique, et qui ne sache, par expérience avec quelle ténacité cette affection résiste trop souvent aux efforts de la thérapeutique la mieux dirigée.

Pour combattre efficacement le mal dont nous parlons, la notion de cause est ici, comme dans beaucoup d'autres maladies, très importante à connaître ; et si, dans quelques cas, une médication très simple suffit pour obtenir une guérison rapide lorsque la cause du mal est écartée, dans presque tous les cas, les efforts tentés demeurent stériles tant que la cause subsiste. Cette proposition élémentaire n'a pas besoin d'être démontrée.

C'est une de ces causes que nous nous proposons d'étudier aujourd'hui. La déchirure du col est une lésion excessivement fréquente, et connue de tous les accoucheurs. Ce qui l'est beaucoup moins, ce sont ses conséquences et les moyens d'y porter remède. Le Dr T. A. Emmet (de New-York) attira le premier l'attention sur ce point de la pathologie utérine et proposa comme traitement l'opération qui porte son nom.

L'année dernière, pendant que nous avions l'honneur d'être l'interne de M. Marchand, à la Maternité de l'hôpital Cochin, une femme entra dans le service avec une déchirure bilatérale du col, consécutive à un accouchement. L'opération d'Emmet ou trachélorrhaphie fut pratiquée sous nos yeux, et elle obtint un succès complet. Cette opération, la première à laquelle il nous ait été donné d'assister, et dont les observations publiées en France sont encore fort peu nombreuses, nous intéressa vivement, et nous nous mîmes à rechercher, sans but bien déterminé, ce qui avait paru sur ce sujet. Ce sont ces recherches que nous avons résolu, depuis, de grouper en un seul faisceau, et de présenter comme le sujet de notre thèse inaugurale. Nous n'ignorons pas que c'est un travail de compilation, plutôt qu'une œuvre personnelle ; mais dans un sujet où, malheureusement, la part des chirurgiens français est encore extrêmement restreinte, les deux faits nouveaux de trachélorrhaphie que nous avons vus et que nous rapportons, sont trop peu de chose pour que nous puissions appuyer sur eux seuls notre appréciation. Cependant c'est une pierre apportée à l'édifice commun, et il nous semble utile de placer ces deux faits à côté des autres, où ils serviront peut être à faire faire un pas de plus à la question. Nous souhaitons vivement qu'ils appellent de nouveau sur les déchirures du col l'attention de ceux qui s'occupent de gynécologie, et qu'ils aident pour leur part, à faire entrer dans la pratique de notre pays, un mode de traitement qui a donné d'excellents résultats entre les mains des gynécologistes américains.

A ces deux observations qui nous sont personnelles, nous en avions ajouté d'autres que nous avons puisées tant en France qu'à l'étranger. Nous avons également rapporté l'histoire de plusieurs malades qui venaient à notre consultation d'hôpital. Le traitement qu'elles ont suivi, et qui était le traitement ordinaire des métrites chroniques, n'a pas été indiqué, car il n'offrait aucun intérêt au point de vue de notre travail. Mais nous avons trouvé dans le récit de ces malades, qui toutes présentaient une ou plusieurs déchirures du col de l'utérus, de nombreux faits qui nous ont servi pour l'étude des causes et des symptômes, et c'est comme preuves à l'appui que nous les avons transcrits.

Un mot maintenant sur les limites de notre sujet ; elles ne nous sont pas imposées par l'anatomie, mais par la clinique. En effet, le péritoine forme une enveloppe complète au corps de l'utérus, mais, tandis qu'il tapisse le tiers supérieur seulement de la face antérieure du col, d'où il se réfléchit sur la vessie en formant le cul-de-sac vésico-utérin, il recouvre sa face postérieure tout entière, et descend même un peu au-dessous de son extrémité inférieure, derrière la paroi vaginale, dont il est séparé par du tissu cellulaire qui facilite son glissement. Il remonte ensuite sur le rectum, donnant ainsi naissance au cul-de-sac recto-utérin. De cette disposition anatomique, il résulte que la déchirure du col ne peut guère dépasser en arrière les limites du museau de tanche, sans intéresser en même temps le péritoine (il y a cependant quelques exceptions); il n'en est pas de même en avant. Or, le tableau clinique est tout différent, selon que le péritoine est ou n'est pas atteint. Si le péritoine est déchiré, c'est un accident très grave, et dans ce cas, on peut observer tous les phénomènes qui accompagnent la rupture de l'utérus. C'est pourquoi nous éliminons tous ces cas compliqués où la séreuse abdominale n'a pas échappé à la lacération, et nous parlerons des autres, qu'ils soient limités au museau de tanche ou bien étendus plus haut, qu'ils intéressent le col seulement ou bien aussi les parois vaginales et le tissu cellulaire péri-utérin.

Nous passerons en revue successivement les causes, l'anatomie pathologique, les symptômes et les conséquences des déchirures du col. Puis nous aborderons le traitement auquel. en raison de son importance, nous accorderons une place assez étendue.

Mais auparavant, nous sommes heureux qu'un usage ancien nous fasse un devoir de remercier tous ceux qui nous ont aidé de leurs conseils et de leur expérience pendant le cours de nos études. A tous nos maîtres dans les hôpitaux, nous adressons l'hommage de notre profonde gratitude. Nous l'adressons spécialement à M. le Dr J. Championnière, qui nous a honoré d'une bienveillance particulière, et à M. le Dr Marchand, professeur agrégé à la Faculté, auprès de qui nous avons trouvé l'idée première de ce travail, et dont les conseils et l'inépuisable obligeance pour nous, nous ont été si précieux.

Nous prions également M. le professeur Tarnier d'agréer l'expression de notre reconnaissance pour l'honneur qu'il nous a fait en acceptant la présidence de notre thèse.

CHAPITRE PREMIER.

Etiologie.

Les déchirures du col peuvent être divisées en deux classes : les déchirures d'origine chirurgicale, et les déchirures d'origine obstétricale.

Les premières sont de beaucoup les moins nombreuses, et, disons-le tout de suite, ce n'est pas contre elles qu'on a dirigé la trachélorrhaphie. Cependant, on comprend facilement qu'elles puissent donner lieu aux mêmes troubles que les secondes, et réclamer le même traitement. Elles se produisent, par exemple, lorsque, le chirurgien pratiquant la dilatation artificielle pour l'extraction d'un polype ou pour une opération quelconque portant sur la cavité utérine, la force dilatante est trop énergique, ou bien lorsque les fibres du col ont perdu leur souplesse et leur résistance sous l'influence d'un état pathologique quelconque. Elles se produisent encore pendant les efforts de traction que l'on peut faire pour extirper une tumeur intra-utérine. Celle-ci étant d'un volume trop considérable pour le degré de dilatation existant, la rupture peut se faire au moment du passage de la cavité de l'utérus dans celle du vagin.

Peut-être pourrions-nous, dans le même ordre de faits, citer une autre cause : nous voulons dire la section pratiquée par le chirurgien sur le col de l'utérus, dans un but thérapeutique, la discision. Mais on pourrait nous adresser, à nous qui proposons une opération encore peu répandue, les mêmes critiques que nous serions tenté de diriger contre ceux qui abusent de l'opération de Sims. Il est permis de sourire, en effet, en lisant le fait rapporté par Clifton E. Wing, de ce praticien distingué d'Amérique qui incisait le col de l'utérus à nombre de malades, tandis qu'un antre praticien, non moins distingué, employait tout son art à suturer les lèvres de cette section, lorsque le hasard lui confiait les malades opérées par le premier.

En dehors de ces cas chirurgicaux, relativement peu nombreux, toutes les déchirures du col de l'utérus relèvent de l'accouchement.

Nieberding a cependant signalé l'existence de fissures se produisant pendant la grossesse. Ainsi, il a examiné attentivement toutes les femmes qui se présentaient à la Maternité de Wurtzbourg, au moment de leur entrée, presque aussitôt après leur accouchement, et enfin au moment de leur sortie. Les résultats de cet examen chez les primipares ne manquent pas d'un certain intérêt. Ainsi, chez les femmes qui n'avaient pas eu d'enfant, 26 p. 100 seulement présentaient un col normal pendant leur grossesse. Toutes les autres étaient atteintes d'un certain degré d'ectropion. De plus, chez la moitié d'entre elles, on constatait de petites fissures qui donnaient à l'orifice du col une apparence étoilée, ou une forme irrégulière.

La fréquence absolue des déchirures du col, que ce soit une déchirure légère, ou intéressant toute la profondeur des tissus, a été diversement appréciée par les auteurs. Emmet donne le chiffre de 32,8 p. 100 ; Mundé celui de 30 p. 100, ce qui ne constitue pas une bien grande différence. D'autres auteurs affirment que tout premier accouchement donne lieu à des déchirures plus ou moins profondes du col, et ils ajoutent que si l'on ne constate pas chez toutes les femmes qui ont été mères, la preuve de ce qu'ils avancent, c'est que les déchirures du col peuvent se cicatriser sans laisser de traces. Cette opinion paraît sans doute trop absolue; cependant, pour notre part, nous ne serions pas éloigné de l'accepter. En effet, les modifications que présentent l'orifice externe du museau de tanche chez les multipares ne sont-elles pas dues aux lacérations et aux fissures, quelque légères qu'elles soient, qui se produisent pendant l'expulsion du fœtus. « Les lèvres du museau de tanche, chez les multipares, au lieu d'être lisses et régulières, sont inégales, bosselées, mamelonnées; on y trouve des dépressions linéaires qui correspondent à la cicatrice des déchirures produites sur l'orifice externe au moment de l'accouchement. Ces échancrures s'observent surtout au niveau des commissures du col, et plus fréquemment à gauche qu'à droite, à cause de la fréquence plus grande des positions occipito-iliaques gauches, le tissu utérin cédant naturellement là où s'exerce le plus grand effort. » (Tarnier et Chantreuil.)

Les causes des lacérations du col sont nombreuses. Elles ont une influence soit simplement prédisposante, soit déterminante, soit prédisposante et déterminante à la fois.

La primiparité et la multiparité exercent une influence à peu près égale, en ce sens que les femmes qui en sont à leur premier enfant et celles qui en sont à leur quatrième ou cinquième sont plus exposées aux déchirures que celles qui en sont à leur deuxième ou troisième. Chez les primipares, en effet, le col ne se laisse pas dilater sans résistance, ses fibres n'ont pas encore acquis beaucoup de souplesse, et les contractions énergiques du corps surmontent facilement la résistance du col au moment du passage du fœtus. Chez les femmes qui ont eu déjà plusieurs enfants, au contraire, le tissu utérin ne présente plus la même tonicité ; il a subi certaines transformations, notamment une dégénérescence graisseuse plus ou moins accusée. De plus, les grossesses répétées prédisposent aux présentations du tronc, autre cause qui facilite les déchirures du col.

Baker et Mundé ont signalé l'influence néfaste de la pauvreté, les femmes riches ayant des soins plus assidus et plus prolongés que les autres.

Du côté de l'utérus, tout ce qui porte atteinte à l'intégrité de son tissu est une cause qui facilite sa déchirure. Ainsi, des cicatrices résultant de lacérations antérieures se déchireront de nouveau bien plus facilement que le tissu normal de l'utérus. Cest encore une des raisons de l'influence de la multiparité sur la production des déchirures. Il en est de même pour les tumeurs, polypes, corps fibreux, et pour la dégénérescence cancéreuse qui rend si friables les parties qu'elle envahit.

Mais c'est surtout la rigidité du col qui entre le plus souvent en jeu dans la genèse des déchirures de cet organe. Ce n'est pas la rigidité spasmodique qui est à craindre, c'est la rigidité pathologique, celle qui est déterminée par une inflammation chronique avec infiltration et induration des tissus qui ne se ramollissent pas à la fin de la grossesse. Pour Bennet et bien d'autres auteurs, c'est la cause la plus fréquente des lésions qui nous occupent.

Les rétrécissements du bassin, surtout quand celui-ci présente en outre des arêtes osseuses dues au rachitisme, agissent d'une manière défavorable. Non seulement ils demandent souvent l'application du forceps, mais encore ils sont une cause de traumatisme direct pour le col qui vient appuyer sur les arêtes, et qui, pressé par la partie fœtale, se sectionne d'une manière plus ou moins nette. On a également noté certaines malformations utérines, des déviations, des obliquités.

Du côté de l'enfant, bien des circonstances doivent être signalées. Elles peuvent se résumer en ce seul mot : l'excès de volume. C'est ainsi que la conformation vicieuse du fœtus l'empêchant de se prêter suffisamment à l'accommodement, la trop grande solidité des parties qui s'oppose à leur réduction et au chevauchement des os, l'hypertrophie générale ou partielle, l'hydrocéphalie, aideront à la déchirure. Pour la même raison on peut accuser aussi le sexe masculin, puisque l'on sait que les garçons sont un peu plus volumineux que les filles.

Il faut citer ensuite les présentations vicieuses du fœtus, notamment la présentation du tronc, soit qu'on abandonne l'accouchement aux seules forces de la nature, soit que l'on intervienne par la version, la grossesse gémellaire, l'hydramnios qui favorisent les présentations vicieuses, et soumettent l'utérus à un amincissement et à une distension extrêmes.

Nous abordons maintenant l'étude des causes qui agissent directement sur le col. Fage, dans sa thèse (1), insiste beaucoup, après d'autres accoucheurs, sur la rapidité de la parturition. C'est effectivement une cause puissante, et plusieurs de nos observations viennent à l'appui de cette manière de voir. Quand, pour une raison quelconque, les contractions utérines sont énergiques et rapprochées, avec une partie fœtale peu volumineuse, l'accouchement peut se faire très rapidement et le col se déchirer. Nous avons eu l'occasion, l'année dernière, à l'hôpital Cochin, d'assister une jeune primipare dont l'accouchement se termina beau-

(1) M. Fage. Étude sur l'opération d'Emmet. Th. de Paris, 1881.

coup plus tôt qu'on ne pouvait raisonnablement le suppo-poser. Quelques jours après, ayant eu à pratiquer le toucher chez cette femme, nous constatâmes une légère solution de continuité du côté gauche, solution qui guérit du reste sans difficulté par la seule application de la méthode antiseptique.

Nous devons signaler en passant l'emploi intempestif du seigle ergoté. Tant que l'utérus contient quelque chose, enfant, délivre, membranes ou caillots, ne donnez jamais l'ergot de seigle, a dit le professeur Pajot. C'est pour n'avoir pas suivi ce conseil, qu'un certain nombre d'accoucheurs se sont trouvés, par leur faute, en présence d'un utérus contracté énergiquement, tétanisé en quelque sorte, qui, au lieu d'expulser son produit, cédait sur un point de sa surface ; heureux encore quand la rupture se limitait au col et à ses parties avoisinantes, en respectant le corps, et surtout son enveloppe péritonéale.

En résumé, dit Fage, il est une condition qui favorise singulièrement la production des déchirures : cette condition se trouve réalisée quand une partie fœtale manifestement trop volumineuse pour franchir l'orifice que lui présente le col utérin, est poussée par une force supérieure à la résistance que peuvent opposer les parois du col. Dans ce cas, l'orifice externe n'a pas le temps de se dilater, et il se produit une déchirure.

Mais si la rapidité de l'accouchement est une cause efficiente de déchirure, bon nombre d'auteurs croient, et nous nous rangeons à leur avis, que la lenteur de l'accouchement exerce une influence encore plus considérable. Dans les quelques observations que nous rapportons et que nous n'avons pas choisies dans ce but, nous trouvons plus fréquemment la lenteur que la rapidité de l'accouchement, en dehors bien entendu, des cas où il y a eu intervention obstétricale. C'est aussi l'opinion d'Emmet et de Pallen. Dans certains cas, on a pu invoquer une compression trop prolongée des parois du col par la partie fœtale, ce qui a détruit ou diminué leur vitalité, et facilité leur solution de continuité.

La déchirure se produit encore chez les femmes qui, quelquefois mal conseillées par leur entourage ou une sage-femme imprudente, poussent d'une façon intempestive dès le commencement du travail. Elles ne devraient pousser que lentement et sans autre effort que celui que provoque la sensation d'un corps pesant qui tend à sortir. Quand elles poussent trop tôt et trop fort avant la dilatation complète, leurs efforts rompent l'obstacle que les bords du col incomplètement dilaté apportent au passage du fœtus (A. Guérin).

L'avortement serait aussi une cause fréquente. Emmet croit que l'avortement criminel est plus dangereux, à ce point de vue, que l'avortement naturel ou l'accouchement prématuré artificiel. Cette assertion demande à être vérifiée.

L'intervention de l'accoucheur est ce qui doit le plus attirer notre attention. Nous devons d'abord signaler la rupture prématurée de la poche des eaux. Si l'on pratique cette perforation avant la dilatation complète du col, comme l'écoulement d'une partie du liquide amniotique a pour résultat de permettre à l'utérus de se resserrer, et par conséquent de se contracter plus énergiquement, on conçoit que les fibres du col puissent céder à cette nouvelle pression.

Toutefois, il ne faudrait pas exagérer l'importance de ce fait, ni s'abstenir de perforer les membranes, s'il y a indication, dans la seule crainte de provoquer une déchirure.

Bien autrement graves, au contraire, sont les grandes opérations obstétricales. La version, l'application du forceps, le céphalotripsie, l'embryotomie exigent des efforts trop directs pour que, dans un très grand nombre de cas, le col de l'utérus n'ait pas à en souffrir.

Dans la version, la rupture peut se faire à deux moments différents, ou bien pendant que l'accoucheur introduit la main dans la cavité utérine, ou bien pendant l'extraction du fœtus, c'est-à-dire pendant le premier ou le troisième temps.

Une des conditions pour que la version soit praticable, c'est que le col soit dilaté ou dilatable, mais il peut arriver qu'une circonstance pressante oblige l'accoucheur à intervenir plus tôt et à pratiquer l'accouchement forcé. Dans ce cas, on présente l'extrémité des doigts réunis en cône, et on les insinue doucement dans l'orifice du col avec de petits mouvements de rotation et d'écartement pour vaincre la résistance des fibres utérines. Mais il arrive fréquemment que, malgré les plus grandes précautions et la plus grande douceur, le col ne cède qu'en se déchirant. C'est pour éviter cette complication, surtout quand il y a simultanément de la rigidité, qu'on a proposé de faire de petites incisions. Nous croyons que ce procédé ne peut qu'être utile, mais aussi qu'on ne doit y avoir recours que sur des indications qu'il n'est pas le lieu de préciser ici ; sans quoi cette opération prophylactique sera une source nouvelle de déchirures.

Nous devons dire également que l'introduction de la main a été dangereuse dans le cas de délivrance artificielle faite trop rapidement, ou exigeant trop d'efforts. Gaillard

Thomas en a rapporté des exemples. Le même auteur cite également la délivrance naturelle comme cause, et même comme cause fréquente de déchirure. Nous n'avons pu le contrôler par nous-même.

Supposons à présent que le traumatisme ait pu être évité pendant le premier temps de la version ; l'évolution du fœtus s'est faite sans trop de difficultés, il reste encore à l'extraire. Si l'on abandonne l'expulsion aux seuls efforts de la nature, en se contentant de soutenir l'enfant, la déchirure n'est guère plus à redouter que dans un accouchement spontané par le siège. Mais si l'on est obligé de faire l'extraction, les dangers recommencent, soit au moment du passage du bassin et des épaules, soit surtout lorsque la tête franchit l'orifice. On sait, en effet, que souvent le col de l'utérus s'est resserré autour du cou du fœtus, et la tête se trouve ainsi emprisonnée dans la cavité utérine. Si l'on exerce des tractions trop peu mesurées, rien n'est plus facile que de léser le col.

Le forceps peut se rendre coupable de lésions semblables par un mécanisme analogue, quand on l'applique dans l'excavation ou au détroit supérieur, le col n'étant pas encore dilaté ou suffisamment dilatable. Mais il ne faut pas oublier non plus que des lacérations se produisent même avec un col parfaitement dilaté. Dans les cas de rétrécissement du bassin, de lenteur du travail par défaut de rotation, alors que la tête est encore élevée et, par conséquent, difficile à saisir, les tentatives faites pour mettre le forceps en position font souvent que les branches appuient trop fortement contre les parois du col et en déterminent la section.

Quand on a placé et articulé les deux branches du forceps, il n'est pas rare que des tractions mal dirigées, au lieu de faire avancer le fœtus dans l'axe de l'utérus et du vagin, appliquent le bord antérieur des cuillers sur le col et le compriment contre la ceinture pelvienne. Il en est tout autrement quand, la tête se trouvant mal saisie, le forceps vient à glisser brusquement, et, en s'échappant au dehors, il produit presque toujours des solutions de continuité siégeant principalement en arrière.

L'emploi du céphalotribe reposant sur les mêmes principes que celui de forceps, les conséquences en seront les mêmes.

L'embryotomie doit aussi être signalée. Mais les traumatismes qui accompagnent cette opération sont trop sérieux pour que nous insistions sur la simple déchirure du col.

CHAPITRE II.

Anatomie et physiologie pathologiques.

Les déchirures du col de l'utérus peuvent se ranger sous deux chefs bien distincts, selon qu'elles intéressent l'organe dans son sens transversal, ou dans son sens vertical.

On donne généralement le nom de déchirures aux solutions de continuité qui commencent aux bords de l'orifice et remontent plus ou moins haut, et l'on réserve celui de ruptures pour les cas où, le bord libre étant respecté, la solution de continuité est centrale, formant ainsi une sorte de boutonnière, comme il arrive dans la déchirure centrale du périnée. Il en résulte que les déchirures transversales formant presque toujours une boutonnière, devraient porter le nom de rupture. Toutefois nous ne ferons pas cette distinction, et nous nous servirons indifféremment des termes de rupture, déchirure et lacération : ce dernier est presque le seul en usage dans les écrits anglais et américains.

Schanta (*Wien. medic. Presse*, 1880, n° 35) rapporte une observation de déchirure transversale du col. Chez une jeune primipare, la solution de continuité était assez étendue pour permettre la libre introduction de la main dans la cavité utérine. La tête du fœtus, même, s'était engagée dans cette boutonnière et appuyait fortement sur le périnée. Par contre, l'orifice du col était très resserré, ses bords rigides ne se laissaient nullement distendre par les tractions digitales.

La très intéressante et instructive observation que nous publions plus loin, et qui nous a eté communiquée par notre distingué collègue et excellent ami Girode, semble être la reproduction exacte de celle de Schanta : rigidité du col, rupture transversale siégeant sur la paroi postérieure du museau de tanche, et n'ayant pas dépassé les limites de celui-ci, accouchement se faisant par cet orifice anormal, tels sont les phénomènes qui se sont produits dans l'histoire de notre malade.

Solowjef et Mekerttschiantz ont également publié chacun un cas de déchirure centrale. Dans le cas de Solowjef (*Medicinische Rundschau*, janvier 1881) il s'agit d'un avortment à quatre mois et demi chez une primipare. Le fœtus, qui du reste était de petites dimensions, avait traversé une solution de continuité anormale occupant la lèvre postérieure, et mesurait 4 centimètres de longueur. Un lambeau de substance saine s'étendait de cette déchirure à l'orifice externe du col et avait 1 à 2 centimètres de longueur.

La malade qui fait le sujet de l'observation de Mekerttschiantz (*Centralblat für Gyn.*, 1881, n° 13) est également une primipare de 22 ans, et c'est également d'un avortement de quatre mois qu'il s'agit. La lèvre postérieure aussi était le siège de la rupture pathologique, et de celle-ci partait une légère fissure qui s'étendait jusqu'à l'orifice externe. La boutonnière présentait une forme ovale, des bords irréguliers, et l'on pouvait apercevoir la cavité du col. Celui-ci avait conservé sa forme conique et ne présentait aucune autre fissure ni solution de continuité.

Les déchirures transversales se produisent dans deux

circonstances différentes, suivant qu'il y a un obstacle à la dilatation du col, ou bien à l'engagement de l'enfant dans l'axe de la cavité cervicale.

S'il y a obstacle à la dilatation, par exemple rigidité de l'orifice externe, la partie fœtale qui se présente ne peut y pénétrer, mais elle s'engage seulement dans l'entonnoir formé par le canal cervical. L'extrémité inférieure du col est donc poussée en bas d'une seule pièce, par cette partie fœtale, tandis que l'extrémité supérieure est attirée en haut par la contraction des fibres longitudinales de l'utérus. Les parois, prises entre ces deux forces contraires, finissent par se rompre au point d'application de ces forces et perpendiculairement à leur direction, c'est-à-dire transversalement ou un peu obliquement. Dans quelques cas, on a vu le col séparé presque complètement du corps, et la partie fœtale apparaître à la vulve, entourée et comme coiffée d'un anneau musculaire qui n'était autre que le col lui-même.

La résistance que l'orifice externe oppose à se laisser franchir, c'est-à-dire à permettre le dégagement de l'enfant est donc la condition nécessaire de la rupture transversale dans le cas dont nous parlons. Il faut, on le comprend, que l'extrémité inférieure du col ne soit pas ou que peu dilatée; s'il y avait simplement une dilatation insuffisante, mais déjà un peu considérable, la partie fœtale traverserait l'orifice, et celui-ci, soumis à une force centrifuge se romprait non plus transversalement, mais verticalement.

Le mécanisme est un peu différent lorsqu'il y a obstacle à l'engagement de l'enfant, suivant l'axe de la cavité cervicale. Voici ce qui se passe alors, le plus souvent : On sait que quand on pratique le toucher vaginal chez une femme à terme, on éprouve fréquemment une difficulté assez grande à atteindre l'orifice du col. Cela tient à ce que celui-ci se trouve porté en arrière et généralement à gauche, le corps de la matrice étant en antéversion et déjeté un peu à droite. On sait qu'il faut enfoncer profondément le doigt, et déprimer le périnée pour pénétrer dans la matrice. L'axe du col est donc alors très incliné de haut en bas, de droite à gauche, et d'avant en arrière. Or, il s'en faut que l'axe du bassin suivant lequel la partie fœtale doit s'engager présente la même inclinaison. Il en résulte que le fœtus appuie fortement sur la paroi antérieure du col qu'il déprime pour ainsi dire en doigt de gant; la paroi postérieure est au contraire beaucoup plus élevée, et l'orifice du col se trouve ainsi remonté assez haut en arrière. Si à ce moment les contractions sont énergiques, le fœtus, au lieu de distendre et de dilater l'orifice cervical, comme il le ferait en s'y engageant, presse énergiquement sur la paroi du col, la déchire, et le plus souvent la traverse complètement.

Ce traumatisme est déterminé quelquefois par une cause adjuvante quelconque : seigle ergoté, redressement brusque du corps, renversement du tronc en arrière, contraction des muscles droits de l'abdomen, compression trop forte des parois abdominales, etc.

Les déchirures transversales peuvent siéger dans la portion vaginale ou dans la portion sus-vaginale du col. Ces dernières s'accompagnent le plus souvent de lésions étendues du vagin et surtout du péritoine.

La plupart du temps, lorsqu'il n'existe pas une de ces graves complications que nous avons écartées de notre sujet, la terminaison par la guérison est la règle. Les deux bords de la plaie se réunissent spontanément, à moins que la solution de continuité ne soit trop étendue ; dans ce cas, le lambeau qui flotte dans le vagin est atteint de sphacèle et s'élimine, laissant l'extrémité inférieure du col rétractée et ordinairement taillée en bec de flûte, ainsi qu'on peut le voir dans notre observation I.

Les déchirures verticales sont de beaucoup les plus communes ; ce sont aussi celles qui nous intéressent le plus. Nous avons déjà parlé de leur fréquence absolue, et nous avons vu que l'on pouvait avec Simpson, les considérer comme accompagnant presque fatalement, à un degré quelconque, tout accouchement.

On les rencontre sur tous les points du col, et si celui-ci est atteint par un état pathologique, de préférence au niveau du point malade. Tantôt il n'y a qu'une seule déchirure, tantôt il y en a deux, portant généralement sur les deux extrémités d'un même diamètre ; tantôt il y en a trois, quatre, ou un plus grand nombre. Clarke, dans un cas, en a compté soixante. On dit alors que la déchirure est étoilée.

Quant à leur fréquence comparative, suivant le siège qu'elles occupent, voici le tableau qu'Emmet en a dressé :

A gauche........	48.85	pour 100.
A droite.........	14.02	—
Des deux côtés...	30.48	—
En arrière.......	2.38	—
Etoilées..........	6.09	—

Comme on le voit, c'est à gauche que la déchirure se produit le plus souvent, et cela provient de la plus grande fréquence des positions O. I. G. A. Le diamètre bipariétal du fœtus étant le plus grand distendra le col suivant le diamètre oblique droit du bassin ; l'occiput agissant alors comme un coin contre la paroi du col, en déterminera la rupture au point comprimé.

Lorsque la déchirure est due à l'application du forceps

elle est souvent double et siège sur la paroi postérieure. Il en est de même lorsqu'elle est causée par une saillie anormale des vertèbres sacrées.

Le mécanisme est ici un peu différent de celui que nous avons exposé à propos des ruptures transversales. Braun a montré le premier que le col, dans l'acte de la parturition, jouait un rôle passif, et pouvait être assimilé à un conduit élastique qui s'allonge et se dilate sous la pression de la partie fœtale. Puis lorsque le col est arrivé au point le plus saillant de cette partie, son élasticité entre en jeu, et le fait rétracter en arrière.

Lorsque rien ne s'oppose à ce passage de la partie fœtale, il se produit seulement ces fissures insigifiantes dont aucune femme n'est exempte ; mais l'expulsion hors de la cavité utérine peut être arrêtée par une dilatation insuffisante du col, ou par une disproportion dans le volume de la partie fœtale et celui du bassin.

Si la dilatation est à peu près, mais non tout à fait suffisante pour laisser passer le fœtus, et que les contractions utérines soient supérieures à la force de résistance actuelle des fibres circulaires du col, le fœtus s'engagera bien dans l'orifice externe, mais il ne pourra le franchir complètement ; il le distendra outre mesure par une pression excentrique, et finira par en rompre les bords. On voit donc quelle différence il existe quand la dilatation est presque nulle, ou quand elle est seulement insuffisante : dans le premier cas, il y a pour ainsi dire défoncement de l'utérus et section transversale, dans le second, il y a distension exagérée et section verticale.

S'il y a disproportion entre le volume de l'enfant et celui du bassin, le mécanisme se rapproche sensiblement de celui que nous avons décrit plus haut, à propos des ruptures transversales se produisant quand il y a obstacle à l'engagement suivant l'axe de la cavité cervicale. Nous avons vu comment une antéversion trop prononcée du corps de l'utérus faisait que la partie fœtale se coiffait de la paroi antérieure. Ici, quand le bassin est un peu rétréci, ou le fœtus un peu trop volumineux, la partiè qui se présente comprime la paroi antérîeure contre la ceinture pelvienne, et l'entraîne en bas au lieu de glisser sur elle, de telle sorte qu'on peut voir le col apparaître à la vulve sous forme d'un bourrelet bleuâtre, rougeâtre, et plus ou moins tuméfié (Charpentier). Cette compression forcée et un peu prolongée détermine assez facilement la section des tissus.

L'étendue des déchirures est extrêmemement variable. On les a divisées en quatre classes : 1° celles qui sont limitées au col ; 2° celles qui s'étendent vers l'utérus ; 3° celles qui s'étendent vers le vagin ; 4° celles qui s'étendent à la fois vers l'utérus et le vagin. Nous ne croyons pas que cette division ait aucune utilité pratique, mais nous devons faire une distinction absolue entre les cas où la déchirure reste limitée aux tissus utérins et vaginaux, et ceux où elle atteint la séreuse péritonéale. Nous nous sommes déjà expliqué sur ce sujet.

La lacération intéresse une plus ou moins grande épaisseur de tissus. Tantôt elle n'atteint que la muqueuse, tantôt enfin elle s'étend d'une face à l'autre. Elle remonte ordinairement plus haut sur la paroi interne que sur la paroi externe.

La déchirure une fois produite, qu'arrive-t-il ? Le plus souvent elle guérit toute seule par le seul usage du repos, des injections antiseptiques, et des soins de propreté que l'on impose partout maintenant aux nouvelles accouchées.

Cette guérison s'observe surtout lorsque la lacération est peu profonde, qu'elle intéresse une faible épaisseur du tissu utérin, ou qu'elle siège sur la lèvre antérieure ou postérieure du col, au lieu d'affecter les parties latérales. Nous croyons qu'il faut chercher la cause de ce phénomène dans la distribution des vaisseaux lymphatiques qui convergent en plusieurs troncs sur les bords de l'organe, et qui, par conséquent, se trouvant plus directement lésés dans les déchirures latérales, offrent une voie plus largement ouverte à l'absorption des produits irritants.

Lorsque la déchirure est plus profonde, lorsque surtout elle atteint les bords latéraux du col, la guérison peut s'obtenir encore. Tantôt les deux lèvres de la solution de continuité se rejoignent bord à bord, et se réunissent par première ou seconde intention, et la guérison est complète comme dans le cas précédent ; tantôt, et plus souvent, les surfaces cruentées se couvrent de bourgeons charnus qui se transforment en tissu de cicatrice, et la guérison a lieu non plus par réunion, mais par cicatrisation isolée de chaque bord. La déchirure existe donc toujours, mais les lèvres ne sont plus saignantes ni bourgeonnantes.

D'autres fois enfin, les bourgeons charnus ne se cicatrisent pas, et la lacération devient le point de départ des lésions nombreuses et variées qui sont presque toutes du ressort de la métrite chronique, et que nous allons passer en revue.

La lacération survenant pendant l'accouchement peut s'opposer à l'involution du col, du corps, ou du col et du corps de la matrice. Cette subinvolution peut être à peine appréciable, comme elle peut être très marquée ; cela dépend de la déchirure, et encore plus de la gravité des désordres inflammatoires qui en sont la conséquence immédiate.

Elle engendre une dilatation de la cavité cervicale, et parfois aussi de la cavité du corps.

Puis le traumatisme développe une inflammation catarrhale des lèvres du col; la muqueuse subit une hypertrophie qui peut mettre des mois et des années à atteindre son développement complet (Barnes); le tissu sous-muqueux s'infiltre, et le col devient volumineux. La muqueuse fait hernie au-dehors en renversant les deux lèvres du col, et laisse voir souvent les saillies linéaires de l'arbre de vie qu'il ne faut pas confondre avec les granulations dont nous allons parler tout à l'heure. Le champignon rouge et boursoufflé qui est ainsi formé a été pendant longtemps considéré par les gynécologistes comme une ulcération. Aujourd'hui on donne à cet état le nom d'*éversion* ou d'*ectropion* des lèvres du col. Emmet pensait autrefois que cette éversion se produisait d'une façon toute mécanique; il croyait que le corps de l'utérus augmenté de poids, par suite de l'arrêt d'involution, comprimait le col contre les parois vaginales; que le bord des lèvres venait buter contre ces parois, tandis que leur partie centrale cédant à la pression faisait la hernie dont nous parlons (1). Depuis, il a renoncé à cette théorie pour s'arrêter à celle de la rétraction du tissu cicatriciel. Il ne faudrait pas croire du reste que l'ectropion se rencon-

(1) Emmet dit textuellement : « La lèvre antérieure glisse en avant dans l'axe du vagin, tandis que la postérieure passe dans le cul-de-sac. De cette manière, les tissus roulent et se fixent en bas sur le plancher du bassin. Si la dégénérescence graisseuse fait des progrès, les parties se ramollissent, et, après quelque temps, perdent toute apparence de lacération; mais, dans bien des cas, la surface du col ne guérit pas, et on considère cela à tort comme une ulcération de l'orifice de l'utérus. » (Lacerations of the cervix uteri as a frequent and unrecognized cause of Diseases, by Emmet, in New-York med. Journ., 1874, t. XX, p. 503.)

trât seulement quand il y a déchirure. On le voit aussi dans certains cas de métrite chronique indépendante de toute lacération.

Quoi qu'il en soit, cet état ne tarde pas à donner naissance à la lésion désignée sous le nom d'érosion, d'ulcération, de granulations, de fongosités, et sur laquelle on a beaucoup discuté sans s'être mis encore complètement d'accord. Cette érosion atteint aussi bien la muqueuse qui revêt la surface vaginale du museau de tanche que celle qui tapisse la cavité cervicale et qui forme ectropion.

Fischel (1), étudiant l'érosion qui accompagne la métrite chronique, lui reconnaît une forme simple et une forme compliquée.

D'après lui, la forme simple pourrait se rencontrer sur toute la portion du col utérin qui est recouverte d'épithélium pavimenteux, c'est-à-dire depuis l'orifice externe jusqu'au cul-de-sac vaginal. Elle serait constituée par l'absence d'épithélium sur une surface plus ou moins étendue et par l'état inflammatoire de la muqueuse ainsi mise à nu. Le réseau de Malpighi n'existerait plus à ce niveau et ne serait plus représenté que par une couche ou deux de cellules à gros noyaux. La muqueuse serait infiltrée, vascularisée, parsemée de cellules rondes qui se groupent le long des vaisseaux. Il n'y aurait, du reste, aucune altération du côté des glandes. Enfin, bien que l'épithélium soit atteint, c'est dans le tissu conjonctif que se produisent les principales modifications qui caractérisent l'érosion.

Dans la forme compliquée, il y a en outre hypertrophie soit des glandes, soit des papilles, soit des glandes et des papilles à la fois.

(1) Wilhelm Fischel. Ein Beitrag zur histologie der Erosionen der Portio vaginalis uteri. Arch. f. Gyn., 1879, B. XV, h. 2, p. 76.

La forme compliquée glandulaire siège parfois exclusivement sur la muqueuse de la cavité du col, et parfois s'étend à la muqueuse de la surface vaginale du museau de tanche, mais se rapproche toujours de l'orifice externe du col. Elle est caractérisée par le volume exagéré des glandes dont l'orifice n'est pas oblitéré. Nous reparlerons de cette forme tout à l'heure, en nous occupant de la dégénérescence kystique.

La forme compliquée papillaire, comme la précédente, se présente toujours au voisinage de l'orifice externe. Elle est caractérisée par les dimensions énormes des papilles, qui atteignent 0,5 millimètres de longueur.

Les deux formes précédentes se trouvent souvent combinées.

Ruge (1), de son côté, combat la théorie ancienne qui impute l'érosion à un processus passif mettant à nu les papilles et les vaisseaux de la muqueuse cervicale. Dans la plupart des cas, au contraire, il a trouvé une couche non interrompue d'épithélium cylindrique, provenant lui-même des couches profondes de l'épithélium pavimenteux. Il n'y a donc pas antagonisme entre ces deux épithéliums, mais bien une parenté étroite, puisque l'épithélium cylindrique n'est que l'état embryonnaire de l'épithélium pavimenteux.

C'est aussi l'opinion de Sinéty (2), qui a toujours trouvé à la surface de l'érosion un épithélium tantôt cylindrique, tantôt caliciforme, se rapprochant de celui que Malassez a décrit sous le nom d'épithélium métatypique, se dépri-

(1) C. Ruge. Die erosion und das Ectropion. Zeitsch. f. Geburts. und Gyn. B. V, h. 2.

(2) De Sinéty. Ulcérations du col de l'utérus dans la métrite chronique. Bull. de la Soc. de biol., 3 juillet 1880).

mant de place en place en forme de prolongements glandulaires; çà et là on voit encore des îlots d'épithélium pavimenteux conservés et mêlés aux autres cellules. Au-dessous de cette couche épithéliale, il y a un tissu embryonnaire contenant des vaisseaux également embryonnaires et gorgés de globules sanguins. A la périphérie de la surface malade, les papilles sont nettement hypertrophiées, et renferment des éléments embryonnaires. Mais à mesure qu'on se rapproche du sillon qui sépare le tissu sain du tissu malade, l'hypertrophie papillaire diminue, puis disparaît, mais il existe encore plusieurs couches d'épithélium pavimenteux. Ce fait semble prouver que les saillies qui existent à la surface de l'ulcération ne proviennent pas de l'hypertrophie des papilles, mais bien d'une néoformation.

Cette érosion, ajoute le même auteur, ne doit pas être confondue avec l'ectropion. Sans doute l'érosion n'est pas l'ectropion, pas plus que la conjonctivite n'est l'ectropion palpébral, mais elle le complique presque toujours, et nous croyons que cette description se rapporte parfaitement au cas que nous étudions. En effet, le Dr Galabin (1) a présenté à la Société obstétricale de Londres une coupe micrographique de la lèvre antérieure du col de l'utérus dans un cas de lacération bilatérale avec ectropion. Cette lèvre était le siège d'une érosion avec dégénération kystique. L'épithélium pavimenteux cessait à trois quarts de pouce en dehors du bord de l'orifice. Sur le quart restant, l'épithélium cylindrique alternait avec un épithélium pavi-

(1) Galabin. Préparation micrographique de la lèvre antérieure du col de l'utérus, dans un cas de lacération bilatérale avec ectropion. London obst. Trans., pour l'année 1879, vol. XXI, p. 312. Londres, 1880.

menteux incomplètement formé. Il n'y avait pas de démarcation précise entre cette couche et le stroma sous-jacent, mais au-dessous, beaucoup de glandes dilatées. Il résulte donc de cela, que l'épithélium pavimenteux avait fait place à l'épithélium cylindique dans une étendue assez grande. De plus, la lèvre postérieure était le siège d'un épithélioma, au début, et en un point restreint de la lèvre antérieure on voyait une masse unique de cellules qui semblait être un commencement indépendant d'épithélioma. On avait fait l'amputation du col au moyen de l'anse galvano-caustique.

A l'érosion se rattache intimement la dégenérescence kystique, ou, si l'on veut, cette dégénérescence n'est qu'une forme de l'érosion, celle que nous avons appelée la forme glandulaire. La surface de la muqueuse éversée est couverte de petites saillies formées par la dilatation kystique des glandes qui la tapissent. Voici comment les choses se passent : l'orifice des glandes étant obstrué, celles-ci se dilatent, forment des kystes arrondis, pleins d'une matière visqueuse (œufs de Naboth), puis le contenu devient purulent, les follicules se rompent et laissent à nu la cavité glandulaire. Ainsi se forme à notre avis l'ulcération vraie, avec perte de substance, à bords taillés à pic; cette ulcération est d'autant plus étendue que le nombre des glandes dilatées et rompues est plus considérable. Si ces kystes n'atteignent pas leur développement complet, ils restent à la surface, sous forme de petits corps arrondis, à contenu peu abondant, semblables à des nodosités dont la grosseur varie du volume d'une tête d'épingle à celui d'un grain de chènevis. D'autres fois enfin, ils font une saillie de plus en plus marquée à la surface de la muqueuse, ils se pédiculisent et donnent lieu à de petites tumeurs auxquelles Huguier a donné le nom de polypes utéro-folliculaires.

En résumé, infiltration des éléments sous-épithéliaux, avec apparition de l'épithélium cylindrique à la place de l'épithélium pavimenteux (érosion) ; hypertrophie des papilles (granulations) ; dilatation kystique des glandes de la muqueuse (dégénérescence kystique), telles semblent être actuellement les lésions fondamentales et successives de cette pseudo-ulcération du col qui accompagne presque constamment la lacération.

Ajoutons enfin que l'infiltration de la muqueuse et la prolifération de l'épithélium, qui semblent à la limite entre l'inflammation et la néoformation, indiquent un certain degré de malignité dans la lésion; cela explique l'opinion des auteurs qui ont vu dans l'ulcération une cause prédisposante du cancer de l'utérus.

On nous pardonnera d'avoir autant insisté sur ce point, mais il nous a semblé intéressant de résumer les idées récentes sur l'érosion utérine qui est si étroitement liée aux déchirures, d'autant plus que la conclusion en est qu'en thérapeutique on devra s'adresser à la méthode antiphlogistique plutôt qu'aux agents caustiques, en tant du moins que l'on s'attaquera à la métrite seule et non à la déchirure qui en est la cause. C'est aussi l'opinion de Sinéty.

A côté des phénomènes que nous venons de décrire et parallèlement à eux, se produisent des déplacements variés de l'utérus : antéversion, rétroflexion, procidence, etc. Cet état pathologique est facile à comprendre, si l'on songe qu'un des premiers effets de la déchirure est de s'opposer à l'involution de l'utérus et de ses annexes. L'organe se trouve donc beaucoup plus pesant, en même temps que les ligaments qui le maintiennent en place conservent l'allongement et l'hypertrophie que la grossesse avait développés en eux. Il est donc tout naturel que la matrice n'étant plus soutenue comme elle doit l'être, s'abaisse et se fléchisse ou s'incline du côté où son poids l'entraîne le plus ordinairement.

Le processus inflammatoire que l'on observe à la suite des déchirures du col retentit assez fréquemment sur les organes du petit bassin, et surtout sur le tissu cellulaire qui entoure l'utérus ou qui est compris dans l'épaisseur des ligaments larges. Willemin avait déjà appelé l'attention sur ce point en 1847. Guéneau de Mussy (1) reprit la question en 1867 et étudia l'influence que la déchirure du col exerce sur la production des phlegmons du ligament large. Ayant observé que souvent on sentait une bride fibreuse allant de la commissure gauche du museau de tanche à la paroi du vagin, il en a conclu que cette bride est la dernière trace d'une déchirure produite pendant l'accouchement. Ce qui l'a confirmé dans cette manière de voir, c'est que la bride siège plus souvent à gauche, de même que la déchirure, ce qui s'explique, avons-nous déjà dit, par la fréquence plus grande des positions OIGA. Comme le phlegmon est également plus commun à gauche, le savant médecin de l'Hôtel-Dieu y a vu une preuve de l'influence de l'une sur la production de l'autre. Cette opinion n'a rien que de très plausible, d'autant plus que la bride se trouve dans la direction de la déchirure, c'est dire qu'on peut la trouver sur le prolongement de la lèvre antérieure ou de la lèvre postérieure, si c'est en ce point du col que la lésion a porté.

(1) Arch. gén. de méd., août 1867, 6e sér., t. XV, p. 129.

Dans les cas où la déchirure a atteint les parois vaginales, a intéressé et mis à nu le tissu cellulaire dont nous parlons, il est naturel que ce tissu s'enflamme sous l'influence, soit du traumatisme, soit de l'écoulement des liquides utérins qui peuvent venir en contact avec lui. Mais quand le museau de tanche seul a été lacéré, quand la phlegmasie pelvienne se développe plusieurs mois après l'accouchement, alors que les lésions vaginales sont guéries, et que la lésion cervicale persiste seule, l'interprétation doit être cherchée dans la disposition des lymphatiques utérins, dont notre savant maître, le Dr J. Lucas-Championnière (1), a donné une description magistrale complétée sur quelques points seulement par G. Léopold de Leipsig (2). Nous demandons la permission d'en donner ici un résumé de quelques lignes afin de faire comprendre le mécanisme qui préside à la production de l'inflammation péri-utérine, que les auteurs anglais et américains décrivent sous le nom de cellulite pelvienne.

On distingue les lymphatiques : *A*, de la muqueuse ; *B*, du tissu musculaire ; *C*, du tissu sous-séreux.

A. — Les lymphatiques de la muqueuse sont, non pas des vaisseaux, mais des lacunes ou espaces lymphatiques formés par les mailles du tissu conjonctif finement réticulé, et revêtu de cellules endothéliales.

B. — Les lymphatiques de la couche musculaire forment trois plans : 1° le plan interne se compose de vaisseaux transversaux, communiquant entre eux par des fentes lymphatiques, et mettant en relation les espaces

(1) J. Lucas-Championnière. Th. de Paris, 1870, et Lymphatiques utérins. Arch. de tocol., 1875.

(2) Gehrard Léopold. Die lymphgefässe der normalen nicht schwangeren Uterus. Arch. f. Gynæk. Berlin, 1873.

de la muqueuse avec les vaisseaux du plan moyen ; 2° le plan moyen se compose de larges canaux valvulaires qui se dirigent vers les bords de l'utérus pour gagner ensuite les ganglions du ligament large ; 3° le plan superficiel, à direction longitudinale, fait communiquer les vaisseaux sous-séreux avec le plan moyen.

C. — Les vaisseaux sous-séreux doivent être considérés dans le col et dans le corps de l'utérus.

Les vaisseaux sous-séreux du col forment en arrière et sur les cotés un réseau à mailles larges, dont les canaux efférents se terminent dans le ganglion que M. Lucas-Championnière a constamment trouvé en dehors et en arriére du col, et qui souvent est relié à la paroi latérale du bassin par une chaîne de très petits ganglions.

Les vaisseaux sous-séreux du corps se divisent en deux groupes : ceux de la ligne médiane en avant et en arrière se jettent dans les vaisseaux de la couche musculaire; ceux des bords de l'utérus se terminent dans les ganglions du ligament large ou du détroit supérieur.

Ajoutons que beaucoup de ces lymphatiques, surtout vers les angles de l'utérus, sont en connexion immédiate avec le péritoine.

Ces données étant connues, il devient facile de comprendre la pathogénie de la cellulite pelvienne.

Qu'il s'agisse d'une déchirure récente et d'un phlegmon suivant de près l'accouchement, ou d'une déchirure ancienne, le processus sera toujours le même. Sous l'influence d'un manque de soins et de propreté, d'une fatigue, d'un traumatisme léger, d'une irritation quelconque, il se déclare une lymphangite qui prend son point de départ au niveau de la lésion du col. Cette lymphangite peut être très bénigne et disparaître en quelques jours ; c'est une complication que l'on observe fréquemment dans les premiers jours de l'accouchement. D'autres fois l'inflammation se propage en remontant jusqu'aux ganglions qui sont l'aboutissant des vaisseaux enflammés, et détermine une adénite. L'adénite à son tour retentit sur le tissu cellulaire qui l'environne, d'où adéno-phlegmon. Il y a donc là, comme dans tous les points de l'économie, la succession des mêmes phénomènes : une lésion souvent insignifiante, puis lymphangite, adénite, phlegmon avec ou sans suppuration. Ces adénites et ces adéno-phlegmons sont identiques à ceux qui ont été décrits par M. A. Guérin, et par M. Siredey.

Leur siège est variable : tantôt ils occupent la chaîne ganglionnaire du ligament large, tantôt les ganglions péricervicaux, tantôt enfin ceux du détroit supérieur du bassin, et donnent naissance au phlegmon du ligament large, au phlegmon péri-utérin, etc.

Quand la lymphangite s'empare des vaisseaux contigus au péritoine, une pelvipéritonite à forme plutôt subaiguë ou chronique en est ordinairement la conséquence dans les cas de déchirures anciennes; la marche de la phlegmasie péritonéale est beaucoup plus aiguë si elle suit de près l'accouchement. Toutefois nous n'avons pas d'observation personnelle à rapporter de cette complication.

Tels sont les faits anatomo-pathologiques que l'on découvre quand on a l'occasion de faire une autopsie de femme morte avec une déchirure du col. On voit qu'en somme tout peut se résumer en un seul mot : métrite chronique. Nous allons voir en abordant l'étude des symptômes qu'ils se rapportent également tous à la métrite chronique.

CHAPITRE III.

Symptômes. — Conséquences.

A. — Symptomes.

Les phénomènes qui peuvent faire soupçonner une déchirure du col de l'utérus, au moment où elle se produit, sont fort peu nombreux. Bien entendu, fidèle à notre programme, nous ne parlons que des déchirures qui respectent le cul-de-sac du péritoine. Nous croyons que la douleur vive dont parlent quelques auteurs ne s'observe que si la rupture atteint l'enveloppe séreuse et ouvre la cavité abominale. Si elle est limitée au col, cette douleur peut être considérée comme nulle, car elle se confond avec celle beaucoup plus intense que détermine la contraction utérine. Dans quelques cas de dechirure que nous avons pu vérifier immédiatement après l'accouchement, nous n'avons jamais trouvé de femme qui, au moment de leur production, ait accusé une sensation douloureuse plus particulière ou plus intense. Aussi nous n'attachons que peu de valeur à ce symptôme.

Un signe qui a une tout autre importance, c'est l'hémorrhagie que l'on constate au moment même de la rupture, et qui apparaît au dehors avant la sortie du fœtus. Cette hémorrhagie est généralement insignifiante jusqu'à ce que l'accouchement soit terminé; mais à partir de ce moment elle devient plus abondante, et persiste parfois avec une ténacité qui se montre rebelle à tous les moyens employés, et peut devenir assez sérieuse pour mettre les jours de la malade en danger. La différence dans l'intensité de l'hémorrhagie avant et après l'accouchement tient à ce que le fœtus, comprimant les vaisseaux utérins, sert de moyen hémostatique puissant. Ce moyen venant à manquer, le retrait de l'utérus, suffisant pour empêcher le sang de s'échapper des vaisseaux laissés béants par le décollement du placenta, ne l'est plus pour obturer la lumière des vaisseaux dilatés que la rupture a intéressés. Notre observation XVII en est un bel exemple.

Par conséquent, lorsqu'une hémorrhagie persiste après la sortie du fœtus et l'extraction du délivre, et que l'utérus n'en est pas moins dur et manifestement contracté, on doit songer immédiatement à quelque solution de continuité dans les organes génitaux, et l'on examinera attentivement le périnée, la vulve, le vagin ; si ces parties sont intactes, on recherchera du côté du col de l'utérus, et l'on y trouvera presque toujours la source de l'hémorrhagie.

Quand la déchirure du col se manifeste sous les seuls efforts d'expulsion de la mère, et que l'accoucheur n'a pu s'en rendre coupable par une intervention quelconque, la voie se trouvant tout à coup largement ouverte devant le fœtus, celui-ci descend brusquement (à condition, bien entendu, qu'il n'y ait pas d'angustie pelvienne), et se trouve dans l'excavation ou apparaît à la vulve, de telle sorte que l'accouchement qui traînait en longueur se termine rapidement.

En dehors des cas, tout à fait exceptionnels, d'hémorrhagie grave, les déchirures du col n'offrent qu'un intérêt médiocre au moment de la parturition. C'est plus tard, après six, huit, dix mois et davantage qurnd l'accouchée va consulter le médecin, qu'il est important de reconnaître la lacération.

Il existe un certain nombre de signes fonctionnels qui donnent l'éveil sur la lésion dont le col est le siège. Les moyens d'exploration physique interviennent alors et fournissent un diagnostic exact. Mais disons tout de suite que dans bon nombre cas il n'y a aucun phénomène morbide ; la femme est en pleine santé, et ce peut être par une circonstance toute fortuite que l'on découvre une déchirure là où rien ne pouvait la faire soupçonner. Ce point est important à retenir.

Toutefois, le plus ordinairement, il survient des désordres plus ou moins marqués. Voici comment les choses se passent : Une femme vient vous trouver, et vous raconte qu'elle est accouchée depuis six mois, un an, ou davantage ; que sa couche s'est passée d'une façon médiocrement satisfaisante, souvent avec difficulté ; que l'accoucheur a été obligé d'intervenir par le forceps ou la version ; qu'elle a été longue à se rétablir, sans, du reste, y être jamais arrivée complètement. Depuis cette époque, elle a toujours souffert dans le bas-ventre, la marche lui est pénible, elle a une leucorrhée abondante, ses règles ne sont plus régulières comme autrefois, mais elles sont plus fréquentes, plus abondantes. Elle voit ses digestions troublées, elle souffre de maux de tête, de névralgies diverses ; elle a peut-être fait une ou deux fausses couches. Touchez alors la malade, vous lui trouverez un col gros, congestionné, douloureux à la pression. Circonscrivez ses bords avec le doigt, examinez attentivement surtout les deux extrémités de son diamètre transversal. Dans bien des cas, vous trouverez la cause trop souvent inaperçue, trop souvent négligée de tous ces désordres : une déchirure plus ou moins profonde, simple, double ou multiple, est la cause de tout le mal.

Tel est en quelques lignes le tableau clinique qui doit faire songer à la possibilité d'une lacération. Nous allons passer en revue les principaux caractères.

La douleur siège dans le bas-ventre. Il est rare que la malade en souffre spontanément quand elle est dans le décubitus dorsal ou la station assise, mais quand elle est debout ou qu'elle marche, quand elle est soumise aux cahots d'une voiture, aux secousses de l'équitation ou de la danse, la douleur se réveille, quelquefois légère, d'autres fois plus vive. Elle s'accompagne d'une sensation de pesanteur fort pénible dans la région de l'hypogastre, et s'irradie dans les lombes, dans le dos, à la partie supérieure des cuisses, et quelquefois le long des membres inférieurs tout entiers. Elle est sourde et gravative, augmentée par une pression même légère et par les rapports sexuels. Aussi la dyspareunie n'est pas rare, et nous avons eu une de nos malades qui, très désireuse du reste d'entretenir des relations avec son mari, ne pouvait se livrer au coït, sans que la douleur lui arrachât des larmes et presque des cris.

La leucorrhée est un des phénomènes les plus constants. Quelquefois même c'est le seul symptôme, ainsi que nous en citons une observation due à Baker (obs. X). Le liquide qui s'écoule de la cavité utérine est épais, visqueux, purulent, et assez souvent strié de sang. Il est parfois excessivement abondant. Une des malades dont nous rapportons l'observation nous disait : « Si je ne me précautionnais pas comme pour mes règles, on pourrait suivre ma trace dans la rue. » Les propriétés en sont acides, irritantes ; aussi n'est-il pas rare de voir les malades accuser de la cuisson dans le vagin et de l'érythème de la vulve et de la partie supérieure des cuisses avec prurit plus ou moins intense.

Les troubles de la menstruation ne font guère défaut. Les règles sont augmentées en quantité et en fréquence dans la moitié des cas environ (Berry Hart et Barbour). Dans d'autres cas, c'est le contraire qui a lieu, elles sont diminuées de fréquence et d'intensité. Ailleurs, l'on les a vu survenir sous l'influence du coït. Ces ménorrhagies sont dues à la subinvolution de l'utérus, et à la congestion chronique qui sont placées sous la dépendance directe de la lacération. Ajoutons qu'il y a des troubles de la menstruation, mais pas de métrorrhagies proprement dites. Certaines femmes souffrent à leurs époques, et sont prises de phénomènes nerveux réflexes qu'elles n'éprouvaient pas auparavant.

Il existe assez souvent des névralgies de toute sorte. Les unes siègent sur le col même de l'utérus au point précis de la déchirure. Tant que l'on promène le doigt sur le col, la malade n'éprouve aucune sensation, mais si l'on vient à toucher la lacération, elle ressent une douleur violente que l'on a pu comparer dans certains cas à celle de l'odontalgie. Nous devons dire que ces faits sont rares. Les autres, beaucoup plus fréquentes, siègent dans le bassin, dans les membres inférieurs, sur les nerfs intercostaux. Peaslee a attiré l'attention sur la céphalalgie utérine occupant au sommet de la tête une surface circulaire ou ovale, et qui est soulagée par la pression.

On est tenté de voir un peu d'exagération dans le tableau de ces accidents nerveux que les auteurs rapportent à la lacération du col. Mais ces auteurs, entre autres Emmet, citent plusieurs observations où ces névralgies, se rencontrant chez des femmes qui avaient une déchirure du col à bords parfaitement cicatrisés, n'ont pu disparaître que par l'ablation du tissu cicatriciel. De son côté, le Dr Stansbury Sutton (1) a rapporté le cas d'une malade atteinte de lacération du col de l'utérus, chez laquelle on déterminait à volonté l'apparition de convulsions en pressant avec le doigt sur l'angle de la plaie, bien que l'on pût exercer toute autre action sur le col, sans obtenir aucun effet. Ces convulsions se produisaient spontanément plusieurs fois par jour ; elles disparurent complètement par la trachélorrhaphie.

Les troubles de la digestion sont fréquents. Ils consistent en perte ou diminution de l'appétit, dyspepsie flatulente ou acide, quelquefois vomissements. La constipation est commune ; cependant, on trouve parfois du ténesme rectal dû à la compression de l'intestin par l'utérus augmenté de volume, et par suite, un peu de diarrhée. Le ténesme vésical est plus rare. La gastralgie est un accident commun. La conséquence de tous ces troubles est que, quand la lésion date de loin, il se développe un amaigrissement progressif et un affaiblissement plus ou moins prononcé de la malade.

Entre un tableau aussi chargé et les cas où il n'y a aucun symptôme morbide, il y a place pour tous les intermédiaires qui composent l'immense majorité des cas de déchirure du col. Nous n'y insisterons pas davantage.

Tels sont les phénomènes qui, joints aux renseignements que la malade peut donner sur ses accouchements antérieurs, doivent éveiller dans l'esprit du médecin l'idée de déchirure du col. Le diagnostic se fera ensuite par l'étude des signes physiques, par le toucher et le spéculum.

(1) Trans. of the Amer. Gyn. Soc., 1880, vol. V.

Mais avant de passer au diagnostic, nous devons nous arrêter aux conséquences et aux complications que cet état peut développer.

B. — Conséquences.

Un grand nombre de ces conséquences retentissant directement sur l'utérus, c'est par le toucher et le spéculum qu'on pourra les apprécier. Nous devrions donc, pour ne pas scinder l'étude de ces moyens d'examen, renvoyer au diagnostic tout ce qu'ils peuvent révéler ; mais nous croyons que, pour être plus méthodique, il vaut mieux réserver, pour ce chapitre, seulement les signes qui peuvent faire affirmer l'existence d'une lacération, et décrire ici ce que l'on voit et ce que l'on sent, et qui n'est qu'un état pathologique développé par la déchirure.

Occupons-nous d'abord de ce que l'on trouve du côté de l'utérus.

Le premier effet de la déchirure du col, avons-nous dit, est de s'opposer, en partie du moins, à l'involution de l'utérus. Celui-ci, par conséquent, reste gros, congestionné, sensible à la pression. Aussi, quand on explore l'abdomen avec la main, sent-on parfois le fond qui atteint et même dépasse le bord du pubis, si l'examen est fait à une époque encore suffisamment rapprochée de l'accouchement, mais à laquelle l'involution eût été complète sans le traumatisme. Cette pression est douloureuse, ordinairement plus du côté correspondant à la déchirure que du côté opposé, ce qui peut s'expliquer facilement par un peu de lymphangite, si l'on se souvient de ce que nous avons dit en étudiant l'anatomie pathologique. Il résulte de cet arrêt d'involution que la cavité du col et même celle du corps reste dilatée ; aussi peut-on faire pénétrer le doigt à une certaine distance dans le canal, au delà des limites de la déchirure. L'emploi de l'hystéromètre indique nettement l'augmentation de longueur de l'organe.

Une autre conséquence de l'arrêt de l'involution, c'est le déplacement de l'utérus en différents sens. En effet, pendant la grossesse, les ligaments qui soutiennent l'utérus s'hypertrophient comme lui et s'allongent pour permettre au développement de l'organe de s'effectuer. Après l'accouchement, ces ligaments reprennent peu à peu leurs dimensions et leur position ordinaires, à mesure que la matrice elle-même diminue de volume et que ses fibres se résorbent. S'il y a subinvolution, les ligaments participent à cette subinvolution et ne reprennent pas leurs dimensions normales ; ils ne soutiennent donc plus l'utérus, et celui-ci s'incline du côté où son poids l'entraîne et où il trouve le moins de résistance, plus souvent en arrière qu'en avant. Il n'est pas rare que, s'il survient un phlegmon péri-utérin, l'utérus subisse un mouvement de bascule qui repousse le corps du côté opposé à la tumeur phlegmoneuse, et le col en sens inverse, de telle sorte que la déchirure, si elle est latérale, prenne la place de l'orifice externe, et se présente la première au doigt de l'explorateur. Les flexions sont moins fréquentes ; la plus commune est la rétroflexion.

A ces déplacements dans le sens transversal et antéro-postérieur, il faut joindre l'abaissement que l'on peut considérer à peu près comme constant à un degré plus ou moins prononcé, et qui s'explique par le même mécanisme. Nous verrons que cette circonstance peut devenir utile quand on pratique la trachélorrhaphie, en permettant dans certains cas d'attirer la matrice jusqu'à la vulve, et d'agir ainsi à ciel ouvert.

Quand la déchirure remonte à une époque déjà assez éloignée, on trouve le plus souvent que la muqueuse cervicale éversée est devenue le siège d'une dégénérescence granuleuse et kystique. On voit une surface rouge, parsemée de points saillants d'un rouge plus vif que le fond sur lequel ils reposent, et qui sont constitués par des papilles hypertrophiés. Çà et là de petits kystes folliculaires, dont la grosseur est variable, tranchent par leur teinte opaline ou blanchâtre sur le rouge de la muqueuse. Parfois ces kystes se seront pédiculés pour donner naissance à de petits polypes. D'autres fois, la muqueuse se couvre de fongosités, non seulement au niveau de la cavité du col, mais aussi de celle du corps ; c'est généralement dans ces formes que l'on observe les ménorrhagies les plus abondantes. Rappelons aussi que, pour certains auteurs, la déchirure du col hâterait l'apparition de l'épithélioma chez plusieurs sujets.

L'influence néfaste de la déchirure s'étend au voisinage de l'utérus. Nous avons déjà parlé de l'inflammation circum-utérine et expliqué leur pathogénie. On pourra donc rencontrer un phlegmon péri-utérin, un phlegmon du ligament large, ordinairement consécutif à une adénite, une pelvipéritonite, et tout ce que l'école américaine désigne en bloc sous le nom de cellulite pelvienne. Nous avons vu nous-même un exemple d'adéno-phlegmon péri-utérin développé longtemps après une déchirure du col. On en trouvera l'observation plus loin.

Il nous reste deux autres conséquences à examiner, c'est la stérilité et la prédisposition aux avortements. Mais nous serons fort réservé sur ce point, car si nous avons trouvé, soit dans nos observations personnelles, soit dans celles des auteurs étrangers, à peu près tous les symptômes que nous avons passés en revue, il est très difficile, on le comprend, d'apprécier la part que peut avoir une déchirure du col dans la production de la stérilité ou d'un avortement.

Rien, d'ailleurs, ne prouve d'une manière absolue que, chez une multipare, c'est le dernier accouchement plutôt qu'un des précédents qui a été le point de départ de la lacération. Et même, dans nos observations, nous avons remarqué plusieurs fois, autant du moins qu'on en pouvait juger, que la lacération devait remonter au premier ou au deuxième accouchement, ce qui n'a pas empêché la malade de redevenir enceinte. Puis un jour, après sa dernière couche, elle a souffert davantage parce que la maladie antérieure avait reçu comme une stimulation pendant la grossesse et la parturition. Elle vient alors consulter, et si l'on ne connaît pas son histoire, on impute la déchirure au dernier accouchement et la stérilité à la déchirure, pour peu qu'elle n'ait pas de nouvelle grossesse dans les années suivantes. C'est pourtant une interprétation erronée, car la déchirure existe depuis longtemps et n'a pas empêché la fécondation.

Faut-il aller jusqu'à dire, avec Howitz, que l'écartement des lèvres lacérées est une cause favorable à la fécondation, en maintenant l'orifice largement ouvert ? Nous ne le pensons pas. Nous croyons même que, dans certains cas, la déchirure pourra causer la stérilité, non pas directement, mais par suite de la métrite catarrhale, qui prend naissance. Nous n'avons pas à insister sur ce sujet, ni à développer par quel moyen une leucorrhée épaisse et le plus souvent acide s'oppose à l'action du sperme sur les ovules ; mais après tout ce qu'on a écrit sur la stérilité suite de catarrhe utérin, nous voyons uniquement de ce côté celle qui peut suivre une déchirure du col.

Il en est de même pour la prédisposition aux avortements. Nous n'avons pas davantage trouvé dans nos observations quelques faits pouvant contribuer à éclaircir la question. Mais on est d'accord pour reconnaître aux affections utérines en général une action néfaste sur la grossesse et sa durée. Il n'y a donc rien de bien étonnant à ce que les désordres engendrés par la déchirure du col puissent agir de la même façon.

CHAPITRE IV.

Diagnostic. — Pronostic.

A. — Diagnostic.

Le diagnostic se fait par l'examen physique de la malade, à l'aide du toucher et du spéculum.

Toucher. — Quand on introduit le doigt dans le vagin d'une femme dont le col est déchiré, on sent d'abord que l'on pénètre dans l'orifice de ce dernier à une profondeur variable, ce qui n'a pas lieu quand le col est intact. Puis, en imprimant au doigt des mouvements de latéralité ou de circumduction, on arrive à un point où, la paroi présentant une brèche, il glisse dans le cul-de-sac vaginal. En déprimant l'angle de cette brèche, on peut en reconnaître la profondeur et vérifier si elle remonte jusqu'au niveau du cul-de-sac ou si elle n'intéresse qu'une partie du museau de tanche. On explore de même tout le pourtour de l'orifice afin de rechercher s'il existe d'autres solutions de continuité et d'en déterminer la profondeur.

Ramenant alors le doigt au centre du col, on examine l'état des deux lèvres. Tantôt on les trouve molles, flasques et pendant librement dans le vagin. Tantôt, et plus souvent, on les trouve éversées et hypertrophiées ; leurs bords libres divergent, et l'on voit leur surface interne saillante, arrondie, lisse ou couverte de granulations ou de petits kystes folliculaires. Puis, reportant le doigt en dehors de la circonférence du museau de tanche, on pénètre dans les culs-de-sac que l'on parcourt complètement. Dans ce parcours, on sent ordinairement que le reste du col est d'un diamètre beaucoup plus petit que le sommet. Aussi Emmet a-t-il comparé le col en cet état à un champignon dont la tête correspondrait à l'extrémité libre du museau de tanche.

Après avoir noté ces particularités, on s'assurera de la position occupée par l'utérus, c'est-à-dire on vérifiera s'il n'y a pas un peu d'abaissement, de version ou de flexion. Nous avons déjà indiqué comment ces changements de position peuvent amener l'extrémité externe de la déchirure dans l'axe du vagin, de manière qu'elle soit à la place que l'orifice externe de l'utérus occupe normalement.

Enfin on explorera les annexes, notamment les ligaments larges et les points où se trouvent les ganglions terminaux des lymphatiques. Il est très important, en effet, de s'assurer s'il n'existe pas quelque complication inflammatoire lorsqu'on se propose d'intervenir chirurgicalement.

Spéculum. — Le spéculum complétera les données acquises par le toucher.

Dabord de quel spéculum devra-t-on se servir? En Amérique on préfère le spéculum de Sims, et Gaillard Thomas le proclame hautement supérieur à tous les autres pour qui sait s'en servir. En France on préfère le spéculum bivalve et notamment celui de Cusco. Nous croyons qu'on peut indifféremment se servir de l'un ou de l'autre ; toutefois nous donnons la préférence au spéculum de Cusco, non par amour propre national, mais pour une raison que nous verrons tout à l'heure.

Si l'on emploie la valve de Sims, il faut donner à la malade une position intermédiaire au décubitus abdominal et au décubitus latéral gauche ; le membre inférieur gauche doit être complètement étendu, la cuisse droite fléchie sur le bassin, et la jambe sur la cuisse. On introduit alors le spéculum, la face convexe tournée vers la paroi postérieure du vagin qu'elle déprime, et l'on peut voir parfaitement la surface du col.

On vérifie alors par la vue les indications fournies par le toucher. On voit l'état du col, la présence de l'érosion et son étendue, l'éversion du col si elle existe et l'état de la muqueuse qui la recouvre, les saillies papillaires et folliculaires dont nous avons déjà parlé à plusieurs reprises. On voit les deux lèvres écartées et formant deux demi-cercles ou demi-ellipses entre lesquelles se trouve l'orifice du col. Si l'on confie alors le spéculum à un aide, on peut, avec deux ténaculums à long manche, saisir les extrémités libres des lèvres et les rapprocher. Cette manœuvre fait rentrer en dedans la surface qui est le siège de l'érosion, au moins en grande partie, et permet au col de se reconstituer à l'état normal. Il est très facile alors d'apprécier l'étendue exacte de la déchirure, de se rendre compte de l'opportunité d'une intervention et des moyens de l'accomplir.

Le spéculum de Cusco donne les mêmes renseignements que le précédent, et l'on n'a pas besoin d'un aide pour le faire maintenir en place pendant que l'on se sert des ténaculums, puisque la vis de pression sert à remplir cet office. C'est déjà un avantage, mais il y en a un autre beaucoup plus considérable, c'est que l'on peut avec lui seul et sans le secours des ténaculums exécuter la petite manœuvre dont nous avons parlé et à laquelle on a donné le nom de *réduction de l'ectropion.*

Voici comment il faut procéder :

On introduit doucement le spéculum dans le vagin, et quand on aperçoit les lèvres du col, on écarte les valves de façon à les faire pénétrer dans les culs-de-sac antérieur et postérieur, de telle sorte que le col se trouve bien embrassé par l'instrument. Si on laisse alors les valves se rapprocher et exercer une compression légère, et qu'on les retire un peu, on voit les lèvres éversées se rapprocher également l'une de l'autre, se replier en dedans et la muqueuse cervicale disparaître et remonter dans la cavité qu'elles reconstituent exactement comme avec les ténaculums. On aura ainsi, par un procédé beaucoup plus simple et facile, les mêmes résultats qu'avec la valve de Sims.

Peut-on confondre la déchirure du col avec un autre état pathologique?

Cela semble assez difficile ; cependant la métrite chronique simple, quand elle est de date ancienne, peut prêter à cette confusion, d'autant plus qu'elle s'accompagne assez fréquemment d'éversion sans qu'il y ait de déchirure. Elle détermine l'hypertrophie du col, la dégénérescence granuleuse et kystique, l'ulcération. Mais le col est volumineux dans toute sa longueur d'une manière à peu près uniforme, tandis que dans la déchirure avec ectropion il va en s'amincissant depuis son sommet jusqu'à l'insertion vaginale. De plus, la réduction de la muqueuse ne peut s'effectuer ni avec les ténaculums, ni avec le spéculum de Cusco par la méthode que nous avons indiquée.

Le cancer du col donne lieu aux mêmes considérations.

On trouve parfois un col volumineux, dur, ou bien fongueux et saignant facilement, et l'on est fort incertain sur la nature du mal. Mais sans parler de la sécrétion ichoreuse du cancer, de l'amaigrissement et des métrorrhagies, le simple toucher fournit cependant des caractères différentiels suffisants. D'abord, au lieu de deux saillies arrondies formées par les lèvres éversées, on trouve des bosselures dures et inégales, friables, et se laissant dans quelques cas facilement déchirer par le doigt. Mais le nombre des bosselures peut être également assez grand et leur forme variable quand il y a une lacération étoilée ; seulement, on remarquera que, dans ce cas, tous les sillons convergent vers le centre du col. Dans le cancer, au contraire, ils offrent des directions variées. Au surplus, dans les cas où le diagnostic présenterait quelque sérieuse difficulté, le microscope serait une précieuse ressource.

B. — Pronostic.

Arrivés à cet endroit de notre travail, ceux qui ont bien voulu prendre la peine de nous suivre jusqu'ici ne manqueront pas de nous adresser l'objection suivante :

Vous avez esquissé un tableau bien sombre d'une lésion cependant bien fréquente, presque aussi fréquente, avez-vous dit, que la parturition, et si votre description est exacte, il faudra rendre la déchirure du col responsable de tous les maux qui affligent l'organisme génital de la femme qui a été mère. Nous avons entendu déjà plusieurs personnes, et même des maîtres, au courant des idées que nous émettons ici, nous objecter qu'ils avaient vu bien des cas de déchirure du col, mais que jamais ils n'avaient rencontré pareil cortège de symptômes. Nous allons tâcher d'expliquer notre pensée.

D'abord, dans certains cas, moins rares qu'on veut bien le dire, la symptomatologie est aussi tranchée, aussi complète que notre description l'indique. Mais nous n'avons nullement voulu prétendre que tous les cas se ressemblaient: nous avons déjà dit, au contraire, qu'entre les cas où la déchirure ne déterminait aucun symptôme appréciable, et les cas graves qui troublaient profondément l'organisme de la femme, il y avait place pour tous les intermédiaires. Nous pouvons donc ranger les déchirures du col sous plusieurs chefs, et le pronostic varie avec chacun d'eux.

En premier lieu, il y a les lacérations qui guérissent spontanément par réunion de leurs bords durant les suites de couches, et qui laissent pour toute trace la cicatrice étoilée à laquelle le col d'une multipare doit son aspect particulier.

Puis viennent les lacérations dont les bords se cicatrisent isolément, et qui ne donnent lieu à aucun phénomène morbide, si ce n'est peut-être à un peu de leucorrhée. Mais ce symptôme est si fréquent que les femmes n'y prêtent guère d'attention, et c'est souvent par une circonstance toute fortuite que la lésion est découverte. Il est possible alors de constater soit un col normal, sauf la solution de continuité, soit un peu de congestion, d'hypertrophie, une érosion légère, peut-être de l'éversion, mais la malade n'en est nullement gênée. Cependant, rappelons que la seule présence du tissu cicatriciel a déterminé quelquefois des accidents nerveux.

Ensuite se présentent les cas qui s'accompagnent d'un malaise quelconque pour la malade. Tantôt il n'y a qu'un seul symptôme, comme dans l'observation déjà citée de

Baker où la déchirure du col ne se révélait que par de la leucorrhée, mais par une leucorrhée si abondante que c'était un véritable tourment pour la malade. Tantôt il y en a plusieurs ; c'est la douleur pelvienne et la ménorrhagie qui dominent ordinairement et qui amènent la malade à réclamer les soins du médecin. C'est dans ces cas que rentrent la majorité des déchirures du col, et personne ne contestera la fréquence de ces métrites chroniques ; seulement la cause a passé inaperçue ou l'on ne lui a pas reconnu l'importance qu'elle méritait.

Enfin, dans quelques circonstances, rares heureusement, la lacération détermine un état nerveux grave avec affaiblissement et amaigrissement, ce qui nécessite une thérapeutique active.

On voit donc que nous sommes loin de regarder toutes les déchirures du col comme une cause fatale de métrite grave ; nous sommes tout aussi éloigné de considérer les métrites comme étant toujours causées par les déchirures que l'on a constatées. Mais nous tenions à appeler l'attention sur cette affection et sur les moyens propres à la guérir.

Le pronostic est donc assez peu grave en lui-même. Seulement il ne faut pas oublier qu'une déchirure, même légère, peut déterminer, après un temps plus ou moins long, l'apparition de désordres sérieux, et que, à ce point de vue, on ne devra pas traiter cette lésion avec trop d'indifférence.

CHAPITRE V.

Traitement.

Le traitement qui semble le plus rationnel à employer contre les déchirures du col, celui qui doit venir naturellement à l'esprit, c'est celui qu'on emploie presque partout dans les solutions de continuité des tissus, c'est celui qui consiste à maintenir en contact les deux bords de la déchirure, afin d'amener leur réunion, au moyen d'un procédé opératoire auquel on a donné le nom de trachélorrhaphie.

Mais ce moyen si simple est-il toujours indiqué ? est-il toujours praticable ? Si la déchirure est constatée au moment où elle vient de se produire, ou immédiatement après l'accouchement, devra-t-on y avoir recours séance tenante ?

Nous avons retrouvé dans nos notes, sans nom d'auteur, malheureusement, et sans indication bibliographique, une communication faite à une société savante par un médecin allemand, si nos souvenirs sont exacts, au sujet d'une femme qui avait eu une rupture transversale du col, et à laquelle on avait appliqué trois points de suture aussitôt après la délivrance. L'auteur ajoutait qu'il avait eu beaucoup moins de peine qu'il ne s'y attendait, et que la malade avait parfaitement guéri. D'autres (1) ont proposé et pratiqué la suture du col dans les mêmes conditions pour les

(1) Kaltenbach. Zeitsch. f. Gebürts und Gyn., B. II, h. 2, p. 277).

déchirures, et quelquefois avec succès. Nous regardons, pour notre part, cette conduite comme détestable, et nous la rejetons absolument. On ne peut pas, chez une femme qui vient d'accoucher, pratiquer une opération qui, sans doute, ne nécessite pas un grave traumatisme, mais qui est longue et délicate, pour obvier à des inconvénients qui souvent n'existeront pas et auxquels, dans tous les cas, on aura tout le temps de porter remède plus tard. On sait combien la femme, dans l'état puerpéral, est susceptible de contracter des phlegmasies de toutes sortes, et l'on serait coupable d'ouvrir une nouvelle porte à ces complications en touchant directement à l'utérus. Il faut donc rejeter absolument toute intervention, mais on facilitera la réunion par des soins antiseptiques rigoureux. On fera toutes les deux heures des injections vaginales avec de l'eau phéniquée au quarantième, ou mieux, avec de la liqueur de Van Swieten, simple ou dédoublée. Cette thérapeutique aura un effet prophylactique et curatif à la fois : prophylactique, en empêchant les lymphangites et autres manifestations inflammatoires de se développer par l'absorption des produits septiques au niveau de la déchirure ; curatif en entretenant les surfaces saignantes dans un état de netteté et de propreté favorable à leur réunion.

C'est là tout le traitement à diriger contre les déchirures transversales ou verticales au moment où elles viennent de se produire, et l'expérience vient à l'appui de ce que nous avançons. En effet, l'observation démontre que dans la moitié des cas environ, les lacérations guérissent spontanément. Pourquoi donc infliger à tous les cas un traitement qui sera utile une fois sur deux, et dangereux toujours? Nous ne croyons pas que, même dans des circonstances exceptionnelles, la suture puisse favoriser la réunion des deux lèvres d'une plaie quand elles ont été soumises à une compression prolongée qui a modifié leurs conditions de vitalité. Si la réunion doit se faire, elle se fera sans cela. S'il y a un vaste lambeau pendant dans le vagin, comme on l'observe dans les ruptures transversales étendues, il n'est pas probable que la suture puisse s'opposer au sphacèle, et à l'élimination consécutive; et si l'on a observé des cas de guérison, c'est que la déchirure était peu étendue et que l'affrontement des bords se serait fait sans le secours d'aucun artifice.

Peut-être pourrait-on, à la rigueur, faire une exception pour le cas où il y aurait une hémorrhagie impossible à maîtriser, comme il est arrivé à de la Roche (obs. XVII). Ce ne serait plus alors contre la déchirure, mais bien contre l'hémorrhagie que la suture serait dirigée (1). Toutefois ces cas d'hémorrhagie incoercible sont excessivement rares, et d'autre part il est bien difficile d'appliquer une suture dans un endroit peu accessible et lorsqu'on est aveuglé par le sang. La compression de l'aorte abdominale pourrait alors rendre un véritable service, mais nous croyons que cette compression suffisamment prolongée, jointe aux autres moyens hémostatiques généralement mis en usage, répondra à tous les besoins.

La trachélorrhaphie n'est réellement indiquée que dans le cas de déchirure ancienne; c'est sur cette opération telle que la conçut et la pratiqua Emmet, et dont on a fait depuis un abus qui la jeta dans le discrédit, que nous nous proposons d'attirer l'attention.

Emmet raconte ainsi sa première opération :

(1) Pallen (de New-York) est le premier qui sutura une lacération du col immédiatement après l'accouchement pour arrêter une hémorrhagie incoercible.

Le 28 novembre 1862, j'ai opéré une malade qui pendant son accouchement avait eu une déchirure bilatérale du col remontant jusqu'aux culs-de-sac vaginaux. J'avivai et rapprochai avec des sutures au fil d'argent la lèvre antérieure et la lèvre postérieure de cette déchirure. Cela se passait dans mon hôpital particulier. J'étais aidé par le Dr Winston, alors mon assistant, et je crois que le Dr Gaillard-Thomas était aussi présent. Cette dame souffrait d'une hypertrophie de l'utérus compliquée d'une érosion incurable sur un col qui mesurait environ deux pouces de diamètre. Grâce à un traitement soigneux, on avait pu constater à plusieurs reprises la guérison de cette érosion, mais elle se montrait de nouveau dès que la malade se livrait au moindre exercice. Elle avait suivi un traitement pendant quelque temps, avant que je n'aie apprécié la lacération ; aussi les tissus avaient subi la dégénérescence graisseuse, et étaient tellement flasques et ramollis, qu'on ne pouvait reconnaître à première vue la véritable lésion. Mon attention fut d'abord attirée, en pratiquant le toucher, la malade étant couchée sur le dos, par la largeur du col comparée à celle du corps : ces volumes étaient relativement comparables à ceux de la tête et de la queue d'un champignon. Je saisis avec un ténaculum chaque lèvre et, par une légère traction, je fis rentrer dans le canal cervical les tissus qui avaient glissé au dehors ; à la suite de cette manœuvre, le col n'était guère plus volumineux qu'à l'état normal. Le traitement nécessaire s'imposa à mon esprit ; je conçus et fis l'opération dont je viens de parler ; le résultat fut la disparition complète de l'hypertrophie utérine et de l'ulcération du col. Il était donc évident que l'hypertrophie et l'érosion avaient été causées par le renversement des tissus, de sorte que les lèvres étaient maintenues séparées dans une position différente, la postérieure s'appuyant sur la cloison recto-vaginale, tandis que l'antérieure était refoulée en avant dans l'axe du canal, là où elle trouvait le moins de résistance. Ce cas fut d'une grande importance pour moi, car j'ai eu pour règle de conduite depuis ce temps, de suturer toutes les lacérations latérales, consécutives à un accouchement, qu'il m'était donné d'observer. Il me conduisit aussi à considérer le même état morbide comme étant la conséquence de la discision latérale du col dans tous les cas où cette opération fut entièrement pratiquée, et je me suis efforcé depuis, chaque fois que l'occasion s'en est présentée, de réparer le dommage que l'on avait causé, en réunissant les lèvres de la section avant d'essayer un autre traitement. Je ne sais personne, avant cette époque, qui ait reconnu cet état chronique comme une cause d'hypertrophie et d'érosion envahissante à la suite d'un accouchement, ou comme conséquence de la discision latérale du col et je crois avoir été le premier à pratiquer cette opération réparatrice (1).

Il nous a semblé intéressant de rapporter *in extenso* l'observation d'Emmet qui parut en 1869 seulement. Deux mémoires suivirent celui-ci, en 1874 et 1877. Depuis cette époque, l'opération du professeur américain eut une grande vogue dans son pays et aussi en Angleterre et en Allemagne. En France, au contraire, ses travaux passèrent presque inaperçus ; ce fut en 1880 seulement, le 24 août, que M. le professeur Tarnier pratiqua la première opération de trachélorrhaphie. On trouvera cette observation plus loin.

Quelques mois après, M. le Dr Peyrot fit également deux opérations que Fage a consignées dans sa thèse. Nous rap-

(1) The philosophy of uterine diseases. New-York med. Journ., juillet 1874.

portons nous-même deux faits nouveaux dus à M. le Dr Marchand, et qui se sont passés sous nos yeux. Un troisième cas s'est également présenté dans le service du même chirurgien, il y a deux ou trois ans; nous n'avons pu nous en procurer les détails. Peut-être existe-t-il d'autres observations de trachélorrhaphie pratiquée en France, mais nous n'en avons trouvé aucune trace dans les périodiques.

Nous n'entreprendrons pas l'historique de la question; on le trouvera fort bien fait dans la thèse du Dr Fage, et ceux qui voudront de plus amples renseignements n'auront qu'à consulter notre index bibliographique. Nous nous contenterons ici de décrire l'opération telle que nous l'avons vu pratiquer et qu'elle nous semble le plus commode.

Définition. — On doit entendre par *opération d'Emmet* ou *trachélorrhaphie* l'opération qui consiste dans l'avivement des bords d'une lacération ancienne, et leur rapprochement à l'aide de sutures. Schrœder n'a été qu'un plagiaire d'Emmet, quand il a proposé contre le catarrhe cervical d'inciser latéralement les deux lèvres du col, d'exciser la muqueuse, puis ensuite de suturer les lèvres.

INDICATIONS ET CONTRE-INDICATIONS.

Contre-indications. — Les contre-indications absolues à l'opération d'Emmet se réduisent à deux : 1° quand la lacération, bien que très étendue, ne donne lieu à aucun phénomène pathologique; 2° quand il y a une inflammation pelvienne chronique.

Il est évident que si l'on découvre par hasard une déchirure du col qui ne provoque chez la femme qui en est atteinte ni douleurs, ni troubles de la menstruation, ni gêne d'aucune sorte, on n'est nullement autorisé à intervenir. Quelques auteurs cependant, Breisky par exemple, conseillent l'intervention quand même et toujours, par crainte de complications graves, telles que tumeurs malignes, phlegmons pelviens. Ces craintes sont exagérées, et nous ne saurions nous ranger à cette manière de voir. Autant vaudrait amputer le col de l'utérus à toutes les femmes dont le père et la mère sont morts d'un cancer.

Il en est de même dans le cas d'inflammation pelvienne; nous disons pelvienne et non pas utérine, car la métrite ne saurait être une contre-indication, puisque c'est justement contre elle que l'opération est dirigée. Quand, au contraire, il y a une pelvipéritonite, une ovarite, un phlegmon circum-utérin quelconque, il faut absolument s'abstenir et attendre que la guérison de ces complications soit obtenue, quelque long temps qu'elle puisse se faire désirer. Sans cela elles recevraient comme un coup de fouet qui activerait leur marche.

Indications. — Si les contre-indications sont nettes et précises, il n'en est pas de même des indications, et l'on peut dire que, suivant la direction de son esprit, chaque chirurgien agira, pour un même cas, d'une manière différente. Tout ce que nous avons lu à ce sujet n'a guère éclairé notre jugement; aussi nous n'avons nullement l'intention de poser des règles fixes, ce qui est absolument impossible Nous voulons seulement poser quelques jalons.

Ce ne sont pas les signes physiques qui doivent être pris pour fil conducteur. Nous avons dit, en effet, que des lacérations parfois étendues pouvaient ne déterminer aucun phénomène pathologique. L'éversion, l'érosion, la dégénérescence granuleuse et kystique, les déplacements de l'utérus ne sont pas par eux-mêmes des indications formelles. Mais comme il est à peu près impossible de les rencontrer sans une série de désordres plus ou moins accusés, ce sont ces désordres qui serviront à fixer le jugement du chirurgien. L'état local du col de l'utérus serait au contraire une contre-indication provisoire à l'opération, jusqu'à ce qu'on ait fait disparaître, par des moyens palliatifs, au moins les manifestations les plus saillantes de la métrite chronique, ainsi que nous le dirons plus loin.

L'étendue de la déchirure fournirait déjà des renseignements plus sérieux. Quand la solution de continuité s'étend jusqu'aux culs-de-sac vaginaux, quand surtout elle les a intéressés, l'opération nous semble parfaitement indiquée, d'autant plus que, dans ce cas, il est presque impossible que dans un laps de temps fort restreint il ne se manifeste pas des symptômes qui appellent toute la sollicitude du chirurgien. Quand la lacération est petite, au contraire, on a le droit d'hésiter. Quelques gynécologistes ne veulent pas qu'on opère, disant que toute intervention est plus nuisible qu'utile. Ici, comme plus haut, il faut chercher les indications dans l'état général de la malade.

Ce sont, en effet, les symptômes fonctionnels qui servent de points de repère dans la conduite à tenir. Si tout se réduit à un peu de leucorrhée, de la gêne dans le bassin, un col gros et peu douloureux, il vaut mieux ne pas opérer. Mais s'il y a des troubles sérieux, des ménorrhagies abondantes, des douleurs vives, des névralgies diverses, un état nerveux général, la trachélorrhaphie doit être faite.

La leucorrhée seule peut-elle autoriser une opération? Baker le croit et a mis ses idées en pratique avec succès.

Schrœder a proposé contre le catarrhe cervical l'excision de la muqueuse avec suture des bords; on voit donc qu'il partage l'opinion de Baker. Sans doute les résultats obtenus semblent leur donner raison, mais nous n'oserions pas conseiller de suivre cet exemple.

Emmet appelle aussi l'attention sur les névralgies survenant sous l'influence d'un noyau de tissu cicatriciel dans les bords de la déchirure. Il compare ces névralgies à celles que l'on observe dans les moignons d'amputés. Les cas sont rares sans doute, mais a-t-on le droit de refuser à une malade qui souffre de la faire bénéficier d'une tentative qui, epuet être couronnée de succès?

On peut encore soulever la question de la trachélorrhaphie comme traitement de la stérilité et de la prédisposition aux avortements. Mais la solution est encore bien obscure, et nous croyons qu'il vaut mieux se contenter des moyens palliatifs.

Nous ne nous étendrons pas davantage sur un sujet où la plus grande latitude doit être laissée au chirurgien. Il faudrait presque étudier autant d'indications qu'il y a de cas particuliers de lacération. Nous ajouterons seulement qu'il faut choisir le cinquième ou le sixième jour après la cessation des règles pour pratiquer l'opération. Plus tôt, le col serait encore le siège d'une congestion trop intense, et l'écoulement pourrait reparaître; plus tard, la réunion ne serait pas encore faite au moment du retour des règles qui, nous l'avons vu, sont le plus souvent avancées, et dans les deux cas, le succès de l'opération serait compromis.

TRAITEMENT PRÉPARATOIRE.

Emmet insiste beaucoup sur la nécessité d'un traitement

préparatoire dirigé contre les phénomènes les plus importants qui accompagnent la déchirure du col, et il dit que l'on ne doit pas procéder à l'opération tant qu'il y a de la sensibilité au toucher vaginal. Voici en quoi consiste ce traitement :

La malade devra garder le repos au lit pendant quelques semaines, et éviter toutes les causes d'excitation de son système génital; elle fera des injections vaginales avec de l'eau aussi chaude qu'elle pourra la supporter, 40° et plus, si c'est possible. Ces injections devront avoir lieu deux fois par jour et se prolonger pendant un quart d'heure à vingt minutes. La femme ne sera pas debout pour les prendre, mais couchée, et le bassin plus élevé que le reste du corps : cette position a l'avantage de faciliter la déplétion sanguine des organes pelviens et de permettre une application plus facile, un contact plus intime de l'eau avec le col de l'utérus. Par là on permettra à l'organe de se décongestionner par un mécanisme que nous n'étudierons pas; mais ne sait-on pas depuis longtemps déjà quelle influence hémostatique la chaleur exerce dans les hémorrhagies utérines?

S'il y a une dégénérescence kystique, il est recommande d'ouvrir chaque matin avec une aiguille ou la pointe d'un long bistouri quelques-uns des follicules hypertrophiés et de badigeonner ensuite la surface du col avec de la teinture d'iode, ou mieux d'appliquer un tampon d'ouate imbibé de glycérolé dé tannin.

Si, après avoir opéré la réduction de la muqueuse cervicale à l'aide des procédés que nous avons indiqués, on voit une ulcération sur la surface vaginale du museau de tanche, il sera bon de la modifier par les astringents, par des cautérisations légères au nitrate d'argent, au chlorure de zinc ou à l'acide azotique.

Enfin, si l'on trouve de l'infiltration dans les culs-de-sac vaginaux, de la paramétrite, de la pelvipéritonite, il faudra de toute nécessité attendre la disparition de ces phénomènes inflammatoires et les combattre par les moyens appropriés avant de pratiquer l'opération.

Telles sont les règles tracées par Emmet, mais est-il absolument nécessaire de s'y soumettre ? Schrœder ne le pense pas ; pour lui, les manifestations catarrhales ont si peu d'importance au point de vue opératoire, qu'il dirige son operation précisément contre le catarrhe lui-même. Dans les deux faits de M. Marchand, ce chirurgien n'a fait subir aucun traitement préparatoire à ses malades. Elles entraient à l'hôpital huit ou dix jours avant l'opération, et gardaient simplement le repos au lit. Bien entendu, il n'y avait aucune trace d'inflammation pelvienne. Nous croyons donc que, sauf ce dernier cas, sur lequel nous avons insisté dans nos contre-indications, il n'est pas indispensable d'instituer le traitement conseillé par Emmet. Ici, comme dans l'opération de Schrœder, la déplétion sanguine qui se fait sous le tranchant du bistouri est le meilleur antiphlogistique.

Et à ce propos, à ceux qui sont partisans du traitement préparatoire, nous croyons pouvoir conseiller les scarifications du col telles qu'elles ont été pratiquées par Terrillon dans certains cas de métrite chronique (1).

(1) Terrillon et Auvard. Traitement de la métrite parenchymateuse par les scarifications du col de l'utérus. Bulletin de thérapeutique, 15 juillet 1880.

OPÉRATION.

Précautions préliminaires. — La veille du jour où l'opération devra être pratiquée, la malade prendra une légère purgation afin de vider le tube digestif des matières qu'il contient. Le matin on lui administrera un lavement simple, et on aura soin de la faire uriner ou de la sonder.

Position à donner à la malade. — En Amérique, on place toujours la malade dans la position que nous avons décrite pour l'emploi du spéculum de Sims. Cette position a l'avantage de diriger la déchirure en haut, ce qui donne plus de commodité au chirurgien pour agir, mais elle a l'inconvénient de nécessiter un changement de côté dans le décubitus de la malade, si la lacération est double, et de plus de devenir fatigante si elle se prolonge un peu, sans compter qu'elle répugne à certaines femmes.

Il est tout aussi facile d'opérer en laissant à la femme la position adoptée en France pour l'examen au spéculum ; c'est ainsi que M. Marchand agit, et il ne s'en trouve nullement gêné. Le lit à spéculum ordinaire offrant un plan résistant et des pédales pour soutenir les membres inférieurs est ce qu'il y a de plus commode pour installer la malade.

Anesthésie. — Recommandée par quelques gynécologistes, elle n'a jamais été employée en France dans les quelques cas de trachélorrhaphie qui s'y sont pratiqués. Le col de l'utérus, presque insensible à l'état sain, l'est sans doute un peu moins quand il est malade, mais pas assez pour constituer une indication à l'anesthésie. Il n'y a que les manœuvres faites pour l'abaisser qui puissent faire souffrir la malade. On pourrait peut-être donner du chloroforme dans ce cas ; nous croyons cependant qu'il vaudrait mieux remettre l'opération à plus tard, quand cette sensibilité exagérée aurait diminué, car selon nous elle est l'indice d'un état phlegmasique plus ou moins prononcé.

Instruments nécessaires. — Irrigateur avec de l'eau phéniquée froide ou à peine tiède ;

Spéculum de Sims ou de Bouveret ;

Une longue pince de Museux ;

Six pinces hémostatiques ;

Un bistouri droit à lame étroite ;

Ciseaux droits et courbes ;

Pince à dents de souris ;

Aiguille de Reverdin, *courbe* ;

Aiguilles courbes de trousse, longues et courtes ;

Porte-aiguilles ;

Pince à torsion ;

Fil d'argent moyen, ou crins de Florence.

Manuel opératoire. — Il comprend trois temps : 1° Mise à nu et fixation du col ; 2° Avivement ; 3° Application des sutures.

Premier temps. — *Mise à nu et fixation du col.* — La malade étant placée dans la position que l'on aura choisie (pour nous position de la taille), on introduit dans le vagin le spéculum de Sims ou mieux celui de Bouveret, on saisit le col avec une pince de Museux, et après avoir retiré le spéculum, on l'attire au ras de la vulve, où il sera à peu près facile de pratiquer l'opération. Nous disons à peu près, car tous ceux qui ont eu l'occasion de faire ou de voir faire une trachélorrhaphie savent combien le chirurgien est souvent gêné pour faire ce qui est si simple en apparence. Cette manœuvre de l'abaissement du col nous paraît indispensable, car il ne faut pas compter sur la possibilité d'opérer au fond du vagin avec des instruments coudés difficiles à manier et une plaie toujours couverte de sang qu'on ne peut déterger. Sans doute, on a déjà opéré en laissant le col en place, mais ceux qui l'ont fait seuls peuvent dire au prix de quelle patience et de quels efforts. L'abaissement, du reste, ne présente pas grand inconvénient, d'autant plus qu'il dure peu de temps et que les ligaments suspenseurs de l'utérus sont fort relâchés.

Le col étant abaissé, on confie la pince de Museux à un aide, et on passe au second temps. Cependant, les Américains ont coutume de traverser les deux lèvres du col par un fil et de retirer la pince de Museux ; c'est ce fil qui sert à maintenir l'utérus, et il présente cet avantage de n'être pas encombrant et de laisser aux deux lèvres une certaine laxité dont le chirurgien a besoin pour manœuvrer plus à l'aise.

Quelques auteurs conseillent d'appliquer, au préalable, un anneau de caoutchouc autour du col, en le faisant glisser le long de la pince de Museux. Cette précaution a pour but d'opérer à blanc ou à peu près et de faire l'hémostase préventive; mais elle nous semble inutile et même nuisible, car jamais l'hémorrhagie n'est à redouter sérieusement, et, d'autre part, on juge moins sûrement du parfait avivement des surfaces.

Deuxième temps. — *Avivement.* — Après avoir encore

une fois soigneusement lavé le col et fait une irrigation d'eau phéniquée, le chirurgien, armé d'un bistouri à lame droite et étroite, transfixe les tissus le plus près possible de l'angle de la lacération, le dos de l'instrument tourné vers cet angle et le tranchant vers l'extrémité libre du col. L'hypertrophie et l'inversion donnant aux lèvres du museau de tanche une forme sphérique, le bistouri devra être enfoncé obliquement dans la direction de la cavité cervicale, de manière à tailler en biseau les bords de la déchirure. Alors, avec des mouvements de scie, on sectionne doucement jusqu'au bout du col, en laissant l'orifice externe de la cavité cervicale que l'on va reconstituer, plus large que le reste de cette cavité, car la disparition de l'hypertrophie, qui est surtout marquée à l'extrémité libre, rétablira les proportions normales.

On passe ensuite à l'autre lèvre, qu'on avive de la même façon ; puis avec des ciseaux courbes, on excise soigneusement le tissu compris dans l'angle. Nous insistons tout particulièrement sur ce point, car c'est là qu'on rencontre le plus de dureté et de résistance à l'action du tranchant, comme aussi c'est là que la réunion fait le plus souvent défaut. Quand il y a une hypertrophie très prononcée, Mundé recommande d'exciser une portion des lèvres du col.

On procédera de même pour l'autre côté si la déchirure est bilatérale.

Tel est le procédé ordinaire, celui qu'Emmet avait employé. Quelques chirurgiens ont supprimé le second temps et se sont contentés d'affronter, au moyen de sutures, les bourgeons charnus qui existaient au niveau de la lacération. M. le professeur Tarnier a réussi dans un cas.

D'autres ont employé les caustiques, spécialement le

thermo-cautère, pour detruire la partie superficielle, le tissu cicatriciel des lèvres de la déchirure, et ils ont mis leurs sutures après la chute de l'eschare. Ce procédé peut avoir d'heureux résultats dans certains cas, mais nous croyons qu'il doit céder le pas au bistouri.

Troisième temps. — *Application des sutures.* — L'instrument le plus commode pour poser les sutures est sans contredit l'aiguille de Reverdin, *courbe.* A son défaut, on pourra se servir d'aiguilles de trousse ordinaire, de courbures variées, solidement montées sur un porte-aiguille.

On se sert ordinairement de fils d'argent, et nous n'en avons jamais vu employer d'autre; mais il a selon nous l'inconvénient de couper les tissus, et nous lui préférerions volontiers le crin de Florence.

Donc, avec l'aiguille de Reverdin, on traversera les deux lèvres de la déchirure le plus près possible du bord interne des surfaces avivées, et l'on placera les sutures, en nombre variable selon l'étendue de la lacération, une tous les 5 ou 8 millimètres. Quand tous les fils seront mis en place d'un côté, on procédera à leur torsion s'il s'agit de fil d'argent; pour cela on a inventé divers tord-fils. Le plus simple et le meilleur est la pince à torsion qui se trouve dans toutes les trousses. Elle suffit à tous les cas. On saisit avec elle les deux extrémités du fil à deux ou trois centimètres de la déchirure, et on tord jusqu'à ce que la spirale ainsi formée par le fil atteigne le tissu du col. Si l'on emploie le crin de Florence, on fait deux ou trois nœuds ordinaires. Dans les deux cas, il faut toujours avoir soin de commencer par le fil le plus élevé.

Tout étant terminé, on fait des lavages abondants avec l'acide phénique au quarantième ou la liqueur de Van

Swieten dédoublée, et on réunit les extrémités des fils d'un même côté avec un morceau de diachylon pour protéger contre eux les parties de la femme. Nous conseillons de prendre la même précaution quand même on se serait servi de crin de Florence, et de ne pas les couper près du nœud. D'abord ils seraient plus difficiles à enlever, et, d'autre part, ils pourraient être une cause d'irritation pour les parois vaginales.

Tel est en quelques mots la marche à suivre pour procéder à l'opération d'Emmet. L'hémorrhagie n'est jamais à redouter; si l'on a intéressé une petite artère qui fournisse un jet de sang continu, on la saisit avec une pince à forcipressure que l'on maintient en place pendant quelque temps. Lorsque toutes les sutures seront placées, l'hémorrhagie s'arrêtera d'elle-même.

SOINS CONSÉCUTIFS.

La malade sera reportée dans son lit où elle demeurera sans le quitter au moins pendant une quinzaine de jours. Matin et soir on fera des injections antiseptiques comme nous l'avons déjà dit. Si la plaie prend cependant un mauvais aspect, on le modifiera avantageusement avec des pulvérisations d'iodoforme.

La liberté du ventre sera entretenue au moyen de lavements simples ou légèrement purgatifs; il faut éviter la constipation qui maintiendrait de la congestion dans les organes du petit bassin, circonstance fâcheuse pour le succès de l'opération.

Les sutures seront enlevées du huitième au douzième jour, en commençant également par celles du haut. S'il y avait un gonflement trop prononcé des bords de la déchirure, on enlèverait un fil ou deux avant ce terme.

Le retour des règles est souvent avancé à la suite de la trachélorrhaphie; mais ce n'est pas une complication à redouter. Elles ont lieu sans plus de douleur ni de difficulté qu'auparavant. Il n'y a que dans le cas où l'on aurait créé un canal trop étroit dans l'axe du col, qu'il pourrait y avoir rétention du sang menstruel, et dans ce cas il faudrait enlever un ou deux points de suture au voisinage de l'orifice externe.

Plus tard, quand la plaie sera cicatrisée, la malade ne sera pas encore guérie pour cela, il faudra soigner les symptômes dont on vient de supprimer la cause. On interdira pendant longtemps encore à la malade tout ce qui peut entretenir ou provoquer l'irritation pelvienne, notamment les fatigues sexuelles; on lui continuera les injections vaginales chaudes, les injections astringentes, et peu à peu on verra tout rentrer dans l'ordre.

Enfin il sera bon de faire porter un pessaire pendant trois ou quatre mois.

ÉVOLUTION DES SYMPTOMES APRÈS L'OPÉRATION.

Il ne faut pas croire que la plaie opératoire à peine guérie, la cicatrisation à peine terminée, la malade va se trouver comme par enchantement dans le même état de santé que si elle n'avait jamais eu de lacération. Ce n'est que beaucoup plus tard qu'on peut espérer cet heureux résultat. Quinze jours à un mois suffisent pour qu'au lieu occupé par la solution de continuité on trouve une cicatrice linéaire, sans aucun bourgeon; mais les symptômes éprouvés par la malade jusqu'au moment de l'opération sont dans la plupart des cas à peine diminués. Ce n'est que dans d'heureuses circonstances qu'on observe une atténuation notable de ces symptômes, et cela se conçoit aisément puisque la trachélorrhaphie ne supprime ni la subinvolution, ni l'hypertrophie, ni le catarrhe, mais seulement la cause qui les entretenait. Il reste à combattre ces phénomènes par les moyens appropriés dont nous venons de parler; c'est parfois long, et pour juger du résultat définitif, il faut attendre près d'une année.

Le col, qui au moment où l'on enlève les sutures a déjà notablement diminué de volume, poursuit son évolution rétrograde, et on le voit peu à peu reprendre sa forme et ses dimensions normales; il devient arrondi, puis cônique et finit par offrir l'apparence d'un utérus virgineus.

La leucorrhée s'efface aussi à mesure que l'irritation des glandes et leur hypertrophie cessent de lui fournir une alimentation abondante. Si elle ne finit pas par disparaître complétement, elle se réduit au moins assez pour ne plus être une cause de gêne pour la malade; il en résulte une influence heureuse sur la grossesse, sur sa production et sa conduite à terme. L'accouchement n'en est pas plus difficile, et si le point cicatrisé reste l'endroit vulnérable qui cédera peut-être lorsque le fœtus franchira l'orifice, il est loin d'en être ainsi dans tous les cas.

Baër (1), qui a fait quelques recherches sur ce sujet, donne les résultats suivants :

Sur 27 cas qu'il a opérés, il y avait six veuves ou femmes qui avaient passé l'âge de la ménopause, et qui par conséquent doivent être mises hors de cause. Sur les vingt-six malades restant, treize étaient stériles depuis un temps va-

(1) Analyse de 27 opérations pour la restauration du col utérin lacéré. New-York med. Journ., 14 juillet 1883.

riant entre cinq et seize ans, et il est probable que l'opération n'aura aucune influence sur leur stérilité. Les huit dernières avaient toutes été enceintes dans le courant des cinq années qui ont précédé la trachélorrhaphie chez elles, mais trois seulement n'avaient pas fait de fausse couche. Sur les cinq autres, trois ont heureusement accouché depuis lors, une quatrième est enceinte, et la cinquième est opérée depuis trop peu de temps pour que l'on puisse encore juger du résultat.

Les douleurs dont se plaignent les malades vont en s'atténuant. La jeune femme qui fait le sujet de notre observation XIX est restée longtemps se plaignant de douleurs hypogastriques, et ce n'est qu'au mois d'avril dernier, dix mois après l'opération que M. Marchand l'a revue après une longue absence. Elle était *absolument guérie*, et se félicitait hautement d'avoir suivi les conseils de notre maître. Il nous semble que personne ne contestera à ce cas le brevet de véritable succès, puisque le temps lui a donné sa sanction. La malade de l'observation XX aura probablement sa place marquée à côté de celle-ci. Comme il n'y a pas encore trois semaines qu'elle a été opérée, il est évident que la régression des symptômes n'a pu se faire que d'une manière encore peu appréciable. La plaie est cicatrisée ; pour le reste, c'est affaire de temps, et nous attendons avec pleine confiance les nouvelles que nous aurons d'elle dans un an d'ici.

Quoi qu'ait pu nous dire un de nos maîtres pour lequel nous professons le plus d'estime et d'attachement, nous ne considérons pas la trachélorrhaphie comme une opération inutile et mauvaise, nous croyons qu'on peut en tirer de grands avantages quand elle est faite dans de bonnes conditions. Est-ce à dire qu'elle ne comporte aucun danger ?

Nous sommes loin de le penser, et n'a-t-on pas dit qu'une piqûre d'aiguille est une porte ouverte à la mort ! Pourquoi en serait-il autrement pour une opération pratiquée sur le col de l'utérus ? On a rapporté des cas ayant eu une terminaison fatale ; les statistiques donnent le chiffre de 1 pour 200 ou 250. Mais est-ce une raison pour proscrire sans rémission un procédé qui compte de nombreux succès à son actif ? On a bien vu des accidents graves survenir à la suite d'un simple badigeonnage du col avec la teinture d'iode ; est-ce que cela a fait effacer la teinture d'iode de la thérapeutique utérine ?

Nous croyons même que nombre des cas de mort qui se sont manifestés sont dus à quelque défaut dans le pansement. C'est généralement par pelvipéritonite, ou plutôt par lymphopéritonite que les malades succombent ; mais cette phlegmasie est-elle due au traumatisme ? N'est-elle pas plutôt l'œuvre d'une antisepsie mal faite ? Sans doute il est impossible de pratiquer le pansement de Lister au fond du vagin ; mais ne peut-on multiplier les injections désinfectantes ? ne peut-on appliquer un tampon d'ouate iodoformée sur le col, et maintenir par tous les moyens possibles autour du col un état aseptique suffisant pour empêcher l'absorption des produits délétères par la voie des lymphatiques ?

C'est notre conviction : la trachélorrhaphie n'est pas plus dangereuse que les opérations qui sont pratiquées chaque jour avec libéralité sur le col, par ceux-là même qui critiquent le plus l'opération d'Emmet, et nous voyons chaque jour des femmes à qui l'on a fait dans le cabinet de consultation une énergique cautérisation pour des symptômes beaucoup moins pénibles que ceux que nous cherchons à combattre, et qui sont renvoyées ensuite à leur domicile.

On s'étonne même de la patience avec laquelle le col de l'utérus supporte de pareilles attaques.

Nous ne voudrions pas cependant manifester un enthousiasme qui est loin de notre esprit, pour une opération que nous n'avons vue que deux fois. Mais nous trouvons que les résultats obtenus à l'étranger sont encourageants, et nous voudrions trouver moins de résistance parmi les chirurgiens français; nous voudrions que les tentatives fussent plus fréquentes, que les malades fussent suivies au moins pendant plusieurs mois, et leurs observations publiées afin de juger de la valeur du procédé. On nous permettra de réserver notre jugement définitif jusqu'au moment où les maîtres de notre pays auront apporté un contingent d'observations suffisant pour servir de base à un travail sérieux.

OBSERVATIONS.

Observation I (due à l'obligeance de notre excellent collègue et ami Girode).

Allongement hypertrophique et polype du col. — Grossesse. — Déchirure spontanée. — Guérison.

La nommée Chassevay, 38 ans, journalière, entre le 12 mai à l'hôpital Tenon, pavillon Baudelocque, lit n° 10, service de M. le Dr Ribemont.

Aucune maladie antérieure, aucune manifestation morbide ayant pu attirer l'attention vers quelque affection des organes génitaux. Réglée à 16 ans. Menstruation toujours régulière. Première grossesse approchant 9 mois. Dernière époque du 15 au 18 août 1883. Pas d'accident ou de complications de la grossesse. Les premières douleurs ont apparu depuis deux jours, rares, peu intenses, énervantes. Ruptures des membranes le matin de l'entrée.

État actuel. 13 mai. — Bonne constitution ; fonctions organiques normales. Signes d'une grossesse simple à terme. Enfant vivant ; présentation du sommet en O.I.D.P. Tête assez fortement engagée.

C'est surtout l'examen par le toucher qui révèle des particularités intéressantes.

L'extrémité libre du col est à 3 centimètres de la vulve, et on l'aperçoit en écartant les petites lèvres. L'effacement est complet. L'orifice externe est fermé, régulier, rigide; la pulpe de l'index pénètre à peine, et sent la tête à nu. Sur la lèvre antérieure du col, petite tumeur du volume d'une noix, arrondie, régulière, violacée, demi-molle, un peu pédiculée. Elle semble avoir été repoussée par la tête, et s'être pour ainsi dire dégagée sous la symphyse.

On cherche alors à limiter le col. En contournant la tête qui est d'un volume médiocre, on constate aisément la grande profondeur des culs-de-sac du vagin dont on atteint à peine la limite, même en avant.

La facilité avec laquelle on peut contourner la tête dans cette exploration montre que les parties ne sont pas le siège d'une compression inquiétante. Le segment de col qui coiffe la tète paraît cependant assez tendu et mince, sauf vers le bord libre.

Conformation du bassin normale. — Repos au lit. Injections vaginales au sublimé.

14 mai. État général bon. Peu de progrès du travail. Coloration violacée plus intense des parties génitales. Le soir, la dilatation est comme une pièce de 2 fr., mais les douleurs sont à peine sensibles.

Le 15. Nuit calme. Au matin dilatation comme une pièce de 5 fr. Bords du col restés durs et épais. Douleurs nulles; état général bon. Pas de modifications jusqu'au milieu de la journée; l'enfant ne souffre pas. A 1 heure, réveil des douleurs plus intenses. A 2 heures, même largeur de l'orifice, bords un peu moins rigides, pas de signes d'étranglement des parties. On attend le moment où le col sera un peu plus dilatable pour appliquer le forceps La position O.I.D.P. s'est réduite en O.I.D.A.

A 3 heures, pendant une douleur un peu plus vive, rupture transversale du col, occupant les 3/5 postérieurs, à 3 centimètres du bord libre. Pas de symptômes particuliers accusés par la malade. Ecoulement sanguin insignifiant. Immédiatement, l'expulsion du fœtus a lieu par cette ouverture accidentelle. Le dégagement se fait en occipito-postérieure.

Enfant du sexe masculin pesant 2750 grammes; état physique bon. La sortie du fœtus a été précédée de l'expulsion au dehors du segment de col détaché qui pend à la vulve en formant un demi-anneau irrégulier. L'orifice normal du col a conservé les mêmes caractères qu'il présentait avant l'accident, 3 h. 25 m.

Une hémorrhagie menaçante accompagne le décollement du placenta, et nécessite la délivrance artificielle. La main est introduite dans l'utérus en suivant le cordon à travers l'orifice anormal. Décollement laborieux, extraction complète à 4 heures. Annexes entières; dégénérescence partielle du placenta vers le bord gauche. Couches fibrineuses anciennes, grains calcaires.

Dès que l'utérus est vidé, écoulement sanguin modéré. Grande injection utérine avec la solution de sublimé à 45°. Lavages avec la même solution de la portion de col déchiré, et réduction facile dans le vagin. Rétention d'urine et cathétérisme pendant vingt-quatre heures.

A partir de ce moment, suites de couches normales comme état général. Bon appétit, digestions régulières; teint seulement un peu anémique. Toniques, alimentation reconstituante. Lactation régulière.

Localement, involution utérine assez rapide; lochies modérément odorantes, grâce à la fréquence des lavages. Toute la portion de col déchiré s'est éliminée par lambeaux, ou sous forme de détritus moléculaires.

La malade sort, sur sa demande, le 26. On examine alors le col qui a une forme en bec de flûte avec sa petite tumeur attachée à la partie saillante antérieure, et diminuée de volume. L'orifice externe est ovale, oblique, presque fermé. La portion libre du col mesure 6 centimètres au moins en avant, et à peine 2 centimètres en arrière.

Observation II (personnelle).

Déchirure du col. — Métrorrhagie.

La nommée A... (F.), âgée de 25 ans, couturière, se présente à notre consultation de l'hôpital Tenon.

Elle a eu, dans son enfance, successivement, une pneumonie, une pleurésie et une fièvre typhoïde. Elle a eu ses premières règles à 15 ans, et, depuis, cette fonction s'est toujours bien remplie. Mariée à 18 ans, elle a eu trois enfants, pas de fausse couche. Le premier accouchement, il y a six ans, a duré quarante-huit heures environ. A partir de ce moment, la malade à commencé à avoir de la leucorrhée, mais pas de métrorrhagies, ni de douleurs hypogastriques. Deux ans plus tard, second accouchement d'une durée moyenne, après lequel elle a commencé à souffrir dans le bas-ventre et dans les reins, et à éprouver une sensation de pesanteur. La leucorrhée s'est également beaucoup augmentée. Cependant la menstruation a conservé sa régularité. Ayant consulté un médecin à cette époque, notre malade fut soignée pour une ulcération du col. En même temps elle constata qu'elle perdait ses forces et son embonpoint.

Enfin, il y a huit mois, elle accoucha une troisième fois, et elle affirme nettement que l'enfant s'est présenté en O.I.D.P., et que l'accoucheur a facilité la réduction avec le doigt. Depuis cette époque, les douleurs abdominales ont augmenté de violence; des pertes sanguinolentes se sont établies sans interruption, et le 20 décembre dernier, ces pertes, de fort légères qu'elles étaient, sont devenues semblables aux règles normales, mais avec une durée de quinze à dix-huit jours, et se sont représentées ainsi chaque mois, de telle sorte que la malade n'avait que douze à quinze jours de tranquilité, pendant lesquels le suintement dont nous avons parlé reprenait son cours.

Actuellement elle se plaint de souffrir dans l'hypogastre, les lombes, les aines et les cuisses. Elle accuse également une céphalalgie d'intensité et de siège variables, des douleurs vagues dans les membres, des névralgies intercostales et autres. Les digestions, cependant, sont bonnes, l'appétit est conservé; il n'y a pas de vomissements, mais de fréquents accès de gastralgie. Enfin, chaque fois que la malade a voulu reprendre les rapports conjugaux, elle a souffert plus ou moins violemment dans la matrice.

Le toucher nous révèle un col de volume ordinaire, un peu mou, entr'ouvert, de sorte que l'on peut y introduire facilement la moitié de la phalange unguéale. En explorant le côté gauche, on trouve une déchirure peu profonde et indolore. Du côté droit, au contraire, la déchirure remonte presque jusqu'au cul-de-sac vaginal ; la pression est douloureuse sur l'angle de la plaie, et en ce point on sent un petit bourgeon charnu.

Observation III (personnelle) (1).

Gabrielle G..., 20 ans, doreuse, entre à l'hôpital Tenon le 19 mai 1884. Elle a été réglée à 11 ans pour la première fois, et, depuis, toujours très bien réglée. Mariée à 16 ans, elle a eu trois enfants et une fausse couche de sept mois et demi, il y a un an. Ses accouchements ont toujours été très faciles ; il n'y a que pour sa fausse couche qu'une intervention a été nécessaire. Elle était chez une sage-femme, et, comme elle perdait beancoup de sang, celle-ci la fit transporter à l'hôpital, et là on lui introduisit la main dans la matrice..... D'après les renseignements que donne la malade, nous avons tout lieu de croire qu'il s'agissait d'un placenta prævia.

Depuis cette époque, elle n'a jamais été bien remise ; elle a toujours eu des points douloureux dans le bas-ventre, d'un côté ou des deux à la fois, avec sensation de pesanteur quand elle marche ou qu'elle s'assied. A cela se joignent des douleurs lombaires avec irradiations dans les cuisses, et, depuis quelque temps, du prurit vulvaire.

Les pertes cataméniales sont peu abondantes, et surviennent à des époques irrégulières, plus espacées que normalement. Il y a deux mois seulement qu'il est survenu des pertes constantes ou à peu près, d'un sang pâle, un peu jaunâtre, accompagnées d'une leucorrhée très abondante, empesant la chemise et la tachant en jaune. La malade éprouve

(1) Cette observation et les deux suivantes ont été recueillies par nous dans les salles de notre collègue et excellent ami Gallois, qui a bien voulu mettre à notre disposition les ressources de son service avec une complaisance dont nous ne saurions trop le remercier.

des crampes d'estomac ; quelquefois elle a des vomissements, toujours alimentaires. L'appétit a été en diminuant et les forces en s'affaiblissant progressivement. On note, en outre, des envies fréquentes et un peu douloureuses d'uriner et une grande constipation.

Au palper, l'hypogastre est douloureux, le fond de l'utérus dépasse légèrement l'arcade pubienne. Au toucher, on trouve un col un peu augmenté de volume ; de plus, une déchirure siégeant du côté droit du col, et remontant presque jusqu'au cul-de-sac vaginal. A gauche, il y a seulement une très légère lacération. La lèvre antérieure est le siège de granulations qui font complètement défaut sur la postérieure.

Une circonstance indépendante de notre volonté nous a empêché de compléter notre examen par le spéculum.

Observation IV (personnelle).

La nommée Z... (V.), âgée de 22 ans, cuisinière, entre le 16 mai 1884 à l'hôpital Tenon, salle Claude-Bernard, lit nº 5.

Cette jeune femme fut réglée à 12 ans, puis elle resta cinq mois sans voir. Depuis, elle a toujours été très bien réglée, assez abondamment et peut-être avec une légère avance chaque fois.

Elle eut ses premiers rapports sexuels à 19 ans et un an après elle accoucha. Le travail dura douze heures environ, l'enfant se présenta bien, la couche fut bonne. Elle eut un peu de fièvre dans les premiers jours qui suivirent, mais elle se remit promptement.

Le 19 octobre 1883, elle eut une seconde couche beaucoup plus pénible que la première. Le travail dura environ trente-six heures. On perça la poche des eaux, et, à ce moment, la malade était dans un tel état de faiblesse, qu'elle ne sait pas s'il y eut une intervention plus sérieuse de la part de la sage-femme. Six semaines plus tard, elle eut son retour de couches, et ayant lavé du linge à l'eau froide, l'écoulement menstruel s'arrêta brusquement, en même temps qu'elle ressentait un point de côté assez violent dans le côté droit de l'hypogastre. Trois jours après cet accident, un médecin consulté ordonna du safran, et les règles reparurent très abondantes pendant cinq jours ; la malade n'en garda pas davantage le repos. Depuis ce temps, les règles n'ont jamais fait défaut, mais elles ont eu du retard chaque fois.

Depuis cette même couche, la malade se plaint d'une leucorrhée abondante, assez grande, dit-elle, pour laisser des traces de son passage sur le plancher. Elle souffre, en outre, d'une sensation de pesanteur dans le bas-ventre, de chaque côté, lorsqu'elle marche ou qu'elle se tient debout. Cette sensation disparaît dans le repos au lit, et même dans la station assise. Quelques irradiations douloureuses dans les lombes, mais pas dans les cuisses.

L'appétit est diminué, la malade accuse des vomissements survenant seulement au moment des règles, de la dyspepsie acide et flatulente. Il est vrai que ces phénomènes digestifs datent de l'âge de 15 ans. Ajoutons que la malade ressent, en outre, quelques douleurs rhumatismales dans les articulations et que c'est même la principale cause de son entrée à l'hôpital.

La palpation du ventre détermine un peu de douleur. L'utérus ne paraît pas développé anormalement. Au toucher, on sent un col gonflé, œdémateux, présentant une double déchirure transversale, remontant, à gauche, jusqu'au cul-de-sac vaginal, et à droite un peu moins haut. Le doigt pénètre à une certaine hauteur dans la cavité du col qui est un peu dilatée. On ne sent pas de granulations sur le museau de tanche.

Au spéculum, on voit un col rouge, congestionné, traversé latéralement par une double déchirure. Sur la lèvre antérieure, une érosion peu étendue, mais non accompagnée d'ectropion. L'orifice du col laisse échapper un mucus épais, blanchâtre, et strié de sang.

Observation V (personnelle).

Accouchement par le siège. — Délivrance artificielle. — Déchirure bilatérale.

La nommée J... (G.), âgée de 25 ans, lingère, se présente à la consultation de l'hôpital Tenon.

Réglée à 14 ans, elle a toujours eu une menstruation peu abondante et irrégulière et une leucorrhée très légère. Elle eut ses premiers rapports sexuels à 21 ans, et, il y a un an, elle fit une fausse couche de six mois. L'enfant se présentait par le siège, et la sage-femme introduisit la main dans l'utérus pour aider à la sortie du fœtus. Elle pratiqua de même la délivrance artificielle, on ne sait pour qu'elle raison, car la malade affirme nettement qu'elle ne perdait pas de sang, et qu'on n'attendit pas plus de dix minutes.

Depuis cette fausse couche, la malade a toujours ressenti dans le bas-ventre des douleurs plus où moins vives, avec irradiations dans les lombes et les cuisses jusqu'aux genoux, et une sensation de pesanteur qui cependant n'augmente pas par la marche. Les règles sont devenues très abondantes; elles se montrent deux fois par mois, et dans leur intervalle il existe un léger écoule ent de liquide rosé auquel il faut ajouter une leucorrhée très épaisse et visqueuse, fortement striée de sang.

L'appétit est très diminué ; après le repas, il y a de fréquentes envies de vomir et des crampes d'estomac. De plus, céphalalgie frontale presque continuelle, mais d'une intensité variable.

La palpation ne réveille que peu de sensibilité sur la matrice ; mais le toucher est douloureux. On constate alors que le corps de l'utérus est en rétroflexion et augmenté de volume. Il y a, de plus, une déchirure bilatérale du col s'étendant jusqu'à l'insertion sur le vagin. Les deux lèvres ne sont ni hypertrophiées, ni éversées, mais flasques et pendantes ; les culs-de-sac ne sont le siège d'aucune infiltration. Au spéculum, on voit la muqueuse cervicale rouge et présentant des granulations sans dégénérescence kystique. Il est très facile de rapprocher les deux lèvres dans leur position normale, et l'on fait ainsi disparaître toute trace d'érosion, preuve que les granulations indiquées appartiennent à la muqueuse de la cavité. Un mucus extrêmement tenace sort de l'orifice, et les frottements exercés pour l'enlever avec un pinceau de charpie, déterminent un léger écoulement de sang.

Observation VI (Baker).

A... (T.) entre à l'hôpital des Femmes de New-York, le 24 février 1874. C'est une Irlandaise de 35 ans. Mariée à 19 ans, elle eut un premier enfant un an après, et un second et dernier l'année suivante, malgré deux fausses couches consécutives. Les deux accouchements se firent rapidement, et la malade fait dater son mal du second. A son entrée à l'hôpital, elle se plaint d'une douleur plus ou moins vive dans le bas-ventre, avec irradiations dans l'aine et la cuisse gauche. A l'examen, on trouve l'utérus abaissé, et le col déchiré des deux côtés assez profondément, pour que les parties inférieures se soient éversées. En même temps, elles étaient tellement hypertrophiées qu'il était impossible de les replacer dans leur position normale à l'aide de deux ténaculums.

Le 2 mars, la malade étant éthérisée, je l'opérai en réséquant les tissus hypertrophiés suffisamment pour que les lèvres ectropiées pussent revenir à leur première position, et y demeurer après avoir été assujetties avec des fils d'argent. Dix jours après l'opération, deux des

(1) Baker. — Lacerations of the cervix uteri, as a cause of uterine disease. (Boston Med. and surg. Journ., 20 sept. 1877.)

sutures trop serrées avaient coupé les tissus; celles qui restaient furent enlevées. Un mois après son entrée à l'hôpital, la malade sortit guérie.

OBSERVATION VII (Baker. *Loc. cit.*).

S... (W.) entre à l'hôpital des Femmes le 8 décembre 1873, souffrant dans les reins et la partie inférieure de l'abdomen, de douleurs vives, s'exaspérant par la marche. Elle se plaint aussi d'une leucorrhée épaisse et visqueuse. Cette malade, âgée de 35 ans, a été mariée il y a douze ans, a eu une fausse couche de six mois, puis un enfant après un accouchement rapide, dix ans avant son entrée à l'hôpital. Pendant cette dernière période, elle a souffert constamment des symptômes indiqués ci-dessus, sans cependant être incapable de tout travail; mais cela n'en valait guère mieux. Elle a été, pendant ce temps, traitée pour une ulcération de la matrice, par plusieurs médecins qui, confondant l'effet avec la cause, n'ont obtenu aucune amélioration.

A l'examen, on trouve l'utérus en rétroversion, le col lacéré du côté gauche, jusqu'à l'insertion vaginale, et très hypertrophié, couvert à sa surface de la leucorrhée mentionnée plus haut. Une semaine après l'entrée de la malade à l'hôpital, je lui fis l'opération d'Emmet. La malade étant éthérisée, l'opération fut pratiquée avec succès, l'hémorrhagie, qui était considérable, s'arrêtant à mesure, que les sutures étaient placées. La lésion fut complètement réparée, puis on fit des injections phéniquées. L'utérus reprit peu à peu sa position normale, et la malade sortit entièrement guérie le 17 janvier 1874. Je la revis quatre mois après, elle allait bien. La matrice était toujours dans sa position normale, et le col, dans un état parfaitement naturel, ne gardait pas trace de l'opération.

OBSERVATION VIII (Baker. *Loc cit.*).

M... (B.) me fut envoyée de la partie ouest des Etats-Unis, le 20 mai 1874; c'était une Américaine de 38 ans. Mariée à 18 ans, elle avait eu sept enfants et quatre fausses couches, qui toutes vinrent après son quatrième enfant, il y a douze ans de cela. Le troisième accouchement différa des autres par sa rapidité, les douleurs étant très violentes et se succédant presque sans interruption. Elle se rétablit très lentement, puis elle commença à se plaindre de souffrances vives et lancinantes dans la partie inférieure de l'abdomen avec sensation de brûlure dans la région de l'utérus. Il existait en même temps une leucorrhée très abondante. Tous ces symptômes s'accentuèrent graduellement, mais d'une façon constante. L'état du système nerveux était déplorable : la malade ne pouvait dormir la nuit, ni reposer le jour, poussant des cris à la moindre contrariété. Je peux dire en toute sincérité que je n'ai jamais vu une malade dont le système nerveux fût aussi atteint. Elle avait été soumise à un traitement presque continuel pour la soi-disant ulcération de la matrice quatre ans avant de venir me consulter, et elle avait gardé le lit presque tout le temps.

En examinant la malade, je trouve une lacération limitée au côté gauche du col, mais s'étendant au cul-de-sac vaginal, et ayant intéressé le tissu cellulaire situé au-dessus. Les surfaces éversées étaient très hypertrophiées, et atteintes de dégénérescence kystique. Le col se présentait à la vulve, l'organe entier étant en rétroversion. Le périnée était déchiré jusqu'à la vulve et une cystocèle volumineuse s'était produite.

Je jugeai nécessaire de soumettre la malade à un traitement préparatoire, en raison de la dégénérescence kystique du col, avant de faire l'opération qui eut lieu le 16 juin, c'est-à-dire près d'un mois après que je vis la femme pour la première fois. Cette déchirure était une des plus étendues que j'ai opérées jusqu'à présent ; elle exigea sept sutures, la ligne formée par celles-ci mesurant au moins un pouce et demi. Le résultat fut très satisfaisant. Quant les sutures furent enlevées, je trouvai une réunion parfaite, et un mois après l'opération, la malade put faire sans peine un promenade de un mille et demi.

Plus tard, je fis d'autres opérations pour la cystocèle et la rupture du périnée, ensuite de quoi, l'utérus ayant repris sa position normale, la malade rentra guérie chez elle. J'ai eu de ses nouvelles de temps à autre depuis cette époque ; elle a continué à se bien porter ; elle tient une maison remplie de pensionnaires où elle lave, repasse et fait par elle-même tout le travail. Elle est devenue enceinte une fois, mais craignant le retour de toutes ses souffrances si elle accouchait de nouveau, elle se fit avorter à trois mois.

Observation IX (Baker. *Loc. cit.*).

B... (T.) vint me consulter le 14 mars 1875. C'était une dame américaine âgée de 28 ans, qui avait toujours souffert depuis son premier accouchement, terminé au forceps après un travail de dix heures. Un an plus tard, quatre ans avant le moment où je la vis, elle eut un second et dernier enfant qui vint au monde sans le secours de l'art. Les phénomènes dont se plaint la malade ne diffèrent pas de ceux que nous avons déjà décrits, si ce n'est par une très grande lenteur dans le recouvrement des forces après le premier accouchement, et par une tendance aux plus violents accès de céphalalgie sous l'influence du moindre effort, du moindre bruit, ou de la moindre agitation autour d'elle. Le médecin qui m'adressa cette malade me dit que pendant quelque temps il avait essayé de guérir une érosion du col aux moyens de topiques divers, que l'état général de la malade s'améliorait sous l'influence de ce traitement, mais que l'érosion restait dans le même état.

Ayant examiné le col avec un spéculum de Sims, je vis l'érosion, et en la refoulant dans le col avec un ténaculum dans chaque main, je la reconnus pour être l'extrémité inférieure de la muqueuse cervicale éversée à la suite d'une légère lacération bilatérale qui datait sans doute du premier accouchement. Il y avait aussi une déchirure du périnée, et un reste d'ancienne induration cellulaire du ligament large qui immobilisait en partie l'utérus. L'opération fut différée pendant plus de quatre mois, jusqu'à ce que l'immobilité de l'utérus du côté gauche ait disparu. A cause de l'état d'anémie dans lequel se trouvait la malade, on se servit du tourniquet utérin. Les symptômes s'amendèrent et la santé revint. Ayant rencontré cette dame quelques mois plus tard, elle me dit qu'elle réparait le temps perdu, qu'elle avait été à six réceptions et à autant de soirées consécutives, sans ressentir aucun malaise depuis ce temps-là.

Observation X (Baker. *Loc. cit.*).

M... (S.) vient me voir le 15 novembre 1875, pour une leucorrhée abondante qui la tourmentait depuis la naissance de son premier et unique enfant, il y a deux ans. Elle est née dans cette contrée et a 23 ans. Son accouchement eut lieu à sept mois; elle ne se rappelle aucun détail, ayant été presque sans connaissance pendant quatre jours. L'enfant vint au monde sans que l'on employât le forceps, quoique la parturiente ait eu des convulsions pendant les quarante-huit heures qui précédèrent la dél vrance. Douze jours après, elle essaya de sortir; mais, comme elle le dit elle-même, le sang coulait si abondamment qu'elle fut obligé de garder le lit pendant beaucoup plus longtemps. Elle se remit peu à peu, et depuis son accouchement elle n'a pas souffert; elle ne demande des soins que pour sa leucorrhée.

Je trouve le col irrégulièrement et entièrement déchiré du côté gauche, jusqu'au cul-de-sac vaginal. Les surfaces déchirées sont injectées et éversées ; il y a très peu d'hypertrophie et pas de dégénérescence kystique. Il fut difficile, dans ce cas, de faire comprendre à la malade l'importance d'une opération immédiate. Elle y consentit cependant, et depuis cette époque elle a été délivrée de sa leucorrhée. Je suis sûr de l'avoir ainsi préservée de beaucoup de souffrances qui, sans cela, eussent été inévitables.

Observation XI (Dudley).

Lacération de l'orifice utérin. — Opération. — Guérison.
(New-York Med. Journ., janvier 1878, p. 66.)

Voici l'histoire d'une malade entrée à l'hôpital des Femmes le 4 octobre 1877. Mariée à 18 ans, elle s'était jusqu'alors bien portée. Pendant les dix-neuf ans qui suivirent son mariage, elle eut six enfants et trois fausses couches. Le dernier enfant avait huit ans ; la dernière fausse couche datait de sept ans. A sa quatrième couche, neuf ans après son mariage, cette femme fut atteinte d'un prolapsus complet de l'utérus qui persista depuis, sauf quand l'organe était maintenu en place par un pessaire ou par le décubitus dorsal. Pendant les premières de ces neuf années que dura le prolapsus, il y eut quatre grossesses dont deux se terminèrent tout à fait à terme ; et dans les premiers mois de toutes ces grossesses, il arrivait assez souvent que l'utérus gravide sortit complètement du corps.

La menstruation fut normale jusqu'en mai dernier, où elle fut interrompue durant trois mois. Elle reparut le 1er août, et continua sans interruption, souvent même avec abondance pendant sept semaines, et se termina enfin par plusieurs attaques de syncope profonde.

A l'examen de la malade, on trouva une subinvolution de l'utérus, du vagin et du périnée, une cystocèle et une rectocèle, une déchirure du périnée s'étendant jusqu'au sphincter anal, une lacération bilatérale du col utérin ayant dépassé le cul-de-sac vaginal et pénétré à un pouce environ dans le tissu cellulaire du bassin. Toute la muqueuse du col et celle de la partie inférieure du corps avaient glissé en dehors, et se trouvaient en contact avec les liquides acides du vagin. Cette membrane éversée était rouge et irritée, et était le siège d'une érosion ; les orifices des follicules mucipares ayant été obturés, et leurs culs-de-sac distendus par le produit de leur sécrétion, la membrane avait subi la dégénérescence kystique.

Lorsqu'on saisissait avec un tenaculum la lèvre antérieure du col déchiré, près du cul-de sac vaginal, et avec un autre la partie correspondante de la lèvre postérieure, on mettait facilement les deux lèvres en contact l'une avec l'autre, et les tissus éversés rentraient dans l'utérus. Le diamètre du col en ectropion était de trois pouces, mais après la réduction, il était diminué d'un tiers. La hauteur du canal utérin mesurée de l'angle de la lacération au fond de l'organe était de cinq pouces.

La malade fut placée dans le service du Dr Emmet, et sur son avis, on institua le traitement suivant : Pour améliorer l'état général, du repos, des toniques, des ferrugineux, et une diète légère; réduire l'utérus, et le maintenir avec un pessaire; deux fois par jour, faire une irrigation vaginale d'eau à 105° Farenheit (40° centigrade), ayant une durée de vingt minutes, la malade étant couchée avec le siège élevé; ouvrir chaque jour avec la pointe d'une lancette les kystes du col qui étaient en grand nombre; traiter l'éversion et l'érosion de la muqueuse par des applications quotidiennes de tampons de ouate imbibés de glycérolé de tannin.

Après quatre semaines de ce traitement, les kystes avaient été vidés l'érosion était guérie, le diamètre du col diminué d'un quart, et le canal utérin de cinq pouces était tombé à quatre.

Le 1er novembre, Emmet pratiqua la trachélorrhaphie.

(Ici l'auteur de cette observation entre dans de grands détails sur le manuel opératoire suivi par le professeur américain. Nous croyons inutile de les reproduire).

10 décembre. — L'utérus est maintenant en parfait état; il ne présente plus que deux pouces et demi de profondeur, et son poids est d'autant plus réduit que ses supports naturels ont plus de prise sur le fond du corps.

Observation XII (Gaillard-Thomas).

Névralgie pelvienne due à une lacération du col.
(New-York Med. Record., 6 déc., 1879, p. 529.)

La malade que je vous présente est une Irlandaise, âgée de 31 ans. Mariée il y a douze ans, elle a eu six enfants et une fausse couche. Le dernier enfant est né il y a trois mois, et c'est juste il y a trois mois que notre malade a vu débuter son mal. Ce dont elle se plaint, et pourquoi elle est venue nous demander nos soins, est une douleur fixe, continue et vive, siégeant dans la partie inférieure de l'abdomen, et qui n'a pas cessé depuis sa dernière couche. Elle ne souffre de rien autre absolument, et jouit, comme vous le voyez, de toutes les apparences d'une santé florissante.

La douleur est certainement une entité bien définie pour la malade, et cependant, quand je pratique la palpation sur le point où elle siège, je ne trouve rien d'anormal; la sensibilité n'est pas éveillée même par une pression très forte.

Afin de découvrir, s'il était possible, la cause de cet état, je pratiquai le toucher vaginal. La malade m'apprit alors qu'elle avait été déjà examinée par un médecin qui lui avait trouvé un ulcère de la matrice. A peine mon doigt toucha-t-il l'orifice du col que je sentis une très grave lacération s'étendant largement jusqu'à l'insertion vaginale. C'était là, sans doute, ce qu'on avait pris pour une ulcération. Sauf cela, rien d'anormal dans les organes pelviens, si ce n'est peut-être un certain degré d'antéversion de l'utérus.

Arrivons au diagnostic. Pour moi, je suis pleinement convaincu que la névralgie réflexe, dont se plaignait la malade, est en réalité une névralgie réflexe due à l'état morbide du col. Mais, m'objecterez-vous, ne nous avez-vous pas dit que l'utérus était quelque peu en antéversion? Oui, mais je crois que cet état est dû également à la lacération du col. La lacération a été cause que le col est resté constamment engorgé de sang, et par conséquent, étant plus lourd qu'il ne doit être, il s'est incliné en avant, et a conservé cette position.

Ce n'est pas un fait isolé. S'il en était ainsi, je ne voudrais pas attribuer les douleurs de la malade à la lacération du col, malgré son étendue. Mais j'ai vu un si grand nombre de cas semblables, dans lesquels la trachélorrhaphie a apporté aux malades une guérison complète, que je peux avoir confiance dans les résultats de celle-ci.

Observation XIII (A. Guérin).

Adéno-lymphite péri-utérine gauche. — Col divisé par trois fentes verticales. — Suppuration. — Septicémie. — Mort. — Autopsie. (Leçons sur les maladies des organes génitaux internes de la femme.)

Cobigo (Anne), 26 ans, domestique. — Réglée à 17 ans; un enfant à 22. Accouchement facile, suites de couches normales. Menstruation régulière.

La maladie qui amène cette jeune femme a débuté il y a trois semaines, à la suite d'un travail fatigant, par une fièvre violente, avec frissons et sueurs qui ont duré huit jours. Pendant les cinq ou six premiers jours, vive douleur dans la cuisse droite, remontant un peu dans le ventre, et qui disparaît au bout de six jours. En même temps survient une autre violente douleur dans le ventre, du côté droit, mais sans irradiations dans le membre correspondant. Dans les premiers jours, le ventre grossit surtout à gauche. Constipation pendant les quinze premiers jours. Huit jours avant son entrée, elle avait eu un peu de diarrhée.

Un peu avant cette diarrhée, les règles avaient paru sans retard, la malade les ayant eues le mois précédent.

Coïncidant avec l'époque de sa diarrhée, il y a huit jours par conséquent, et ayant débuté déjà pendant ses règles, un écoulement de matières glaireuses, verdâtres, filantes, se fit par le vagin, et souillait les draps de la malade, au point que l'on était obligé de changer tous les jours.

Elle remarqua en même temps que la tumeur du ventre diminuait à mesure que se faisait l'écoulement de ces matières. Un médecin appelé il y a quinze jours lui avait fait appliquer six sangsues sur la fosse iliaque gauche.

Pendant toute la semaine dernière, la malade a beaucoup vomi.

État à son entrée. — La malade est de petite taille, face pâle, yeux excavés et cernés de noir. Elle a l'aspect d'une personne qui fait une suppuration prolongée. La respiration est courte, comme essoufflée. Pouls assez fort. Température : 37°,2.

Toucher vaginal : Col gros, avec une énorme déchirure; lèvre antérieure saillante, découpée. Le col est comme trifolié. Dans le cul-de-sac latéral gauche, empâtement qui s'étend dans la région post-pubienne et que l'on peut délimiter par la main qui palpe l'abdomen. La malade a donc les signes de l'adéno-lymphite utérine.

Trois semaines après, la malade succombe à la septicémie.

Autopsie. — L'épiploon adhère fortement, sur une longueur de trois centimètres, au niveau de l'arcade crurale gauche. Au-dessous de lui, tumeur verdatre qui emplit le côté gauche. Trois anses intestinales adhérentes à la tumeur. L'une d'elles communique avec la tumeur, ce qui explique les selles diarrhéiques et purulentes.

L'utérus est un peu déjeté à droite. Le col est profondément sillonné par trois fentes qui le divisent en trois mamelons coniques. Les fentes vont jusqu'à l'insertion du vagin. Le col laisse échapper du mucus; la cavité est très élargie et profonde. A gauche de l'utérus se présente la tumeur signalée plus haut, que M. Guérin reconnaît après un instant pour une adénite suppurée.

Observation XIV (personnelle)

Déchirure du col de l'utérus. — Adéno-phlegmon rétro-pubien du côté gauche.

La nommée Élisa P..., 36 ans, ménagère, entre à l'hôpital Tenon le 16 janvier 1884.

Cette malade a été mariée à 16 ans, et a heureusement accouché d'un garçon un an après. Elle s'est toujours très bien portée jusqu'en 1878, sauf une attaque de rhumatisme articulaire aigu presque généralisé, qu'elle a eu en 1871. Ses règles étaient normales, ses digestions faciles.

En 1878, c'est-à-dire treize ans après son accouchement, elle fit une fausse-couche de six mois environ, à la suite de laquelle elle fut soignée par un médecin de quartier pour une ulcération du col, et traitée par les cautérisations au nitrate d'argent, et les injections phéniquées. A partir de ce moment, ses règles vinrent avec moins d'abondance ; elles furent quelquefois en retard, et souvent douloureuses.

Au mois de novembre 1882, la malade ne vît pas arriver ses règles à l'époque attendue. Elles ne vinrent ni ce mois-là, ni les suivants, mais furent remplacées par des coliques utérines très vives, d'une durée de deux à trois jours, et non accompagnées d'écoulement d'aucune sorte. Se croyant enceinte, la malade alla consulter un médecin qui lui affirma le contraire.

Au mois de juin 1883, les coliques furent plus vives, mais au lieu de durer seulement pendant la période menstruelle, elles se prolongèrent et reparurent fréquemment, apparaissant brusquement et sans cause, interrompant la malade au milieu de ses occupations, et acquérant parfois une extrême intensité. Le ventre augmentait et diminuait de volume tour à tour. Un médecin consulté attribua ces phénomènes à l'aménorrhée, et conseilla les emménagogues qui n'amenèrent aucun résultat.

Il n'y avait ni diarrhée, ni constipation ; mais dès cette époque, la malade remarquait déjà que ses selles contenaient un peu de sang mélangé de pus.

Cet état demeura à peu près le même jusqu'au mois de novembre où les règles reparurent, mais sans déterminer aucun amendement dans l'état général. Les douleurs devenant plus longues et plus tenaces, un autre médecin fut consulté qui diagnostiqua une névralgie lombo-abdominale, et ordonna un vésicatoire sur la fosse iliaque gauche. Lorsque celui-ci fut cicatrisé les douleurs recommencèrent de plus belle, et une purgation succéda au vésicatoire sans plus d'effets.

De guerre lasse, la malade se résolut à entrer à l'hôpital, et voici l'état dans lequel elle se présenta à notre observation :

Le ventre était tuméfié, mais sans tympanite. Du côté gauche, la main sentait, derrière la branche horizontale du pubis, une tumeur assez dure du volume d'un œuf de poule, et dont les limites peu précises se confondaient avec les tissus voisins. Un empâtement profond s'étendait assez loin. Au niveau de la tumeur la pression était douloureuse.

Au toucher vaginal, on trouvait le col repoussé en arrière et à gauche tandis que le corps était en avant et à droite. Le cul-de-sac gauche était rempli par la tumeur signalée plus haut, qui présentait également une consistance assez ferme, mais en même temps pâteuse et qui était douloureuse à la pression.

Si, alors, on explorait attentivement le museau de tanche, on trouvait que le côté gauche était œdématié et plus dur que le côté droit ; puis, en appuyant le doigt sur l'orifice, on sentait une solution de continuité intéressant à peu près la moitié de la hauteur du col, et qui s'étendait à gauche presque transversalement. Les lèvres du col n'étaient point hypertrophiées ni éversées, mais on sentait que leur surface était rugueuse.

Le spéculum vint confirmer ces données ; il nous montra les lèvres du col rouges et enflammées, avec une surface granuleuse s'étendant surtout vers le côté gauche, en même temps que de l'orifice partait une fente allant rejoindre le côté œdématié du col.

La fin de l'observation est peu intéressante au point de vue qui nous occupe. La malade s'affaiblit peu à peu, son abcès continua à se vider lentement par le rectum, il survint des symptômes de péritonisme, et le 15 mars elle voulut absolument quitter l'hôpital dans un état d'épuisement qui ne laissait aucun doute sur sa fin prochaine.

Observation XV (inédite).

Recueillie par M. Trévelot, externe du service.

Déchirure bilatérale du col de l'utérus. — Hypertrophie avec ectropion de la muqueuse. — Traitement par les cautérisations.

La nommée H... (R.), âgée de 24 ans, entre à l'hôpital Tenon, le 27 février 1884. salle Richard Wallace, n° 4.

Etant jeune fille, elle a toujours eu une bonne santé, sauf un peu de dyspepsie flatulente. Ses règles étaient normales. Elle a été mariée il y a huit ans, c'est-à-dire, à l'âge de seize ans, et a eu six enfants ou fausses-couches, s'accompagnant chaque fois d'un travail pénible.

A la suite de son premier accouchement, elle eut de la péritonite. Le troisième enfant est venu à sept mois et demi, et a vécu huit jours. Tous les autres sont venus à terme. mais avec des présentations différentes, et sur la nature desquelles la malade ne peut donner de renseignements, si ce n'est cependant pour la dernière couche qui eut lieu il y a quinze mois, et pour laquelle la version fut nécessaire. Il en résulta une descente de matrice, elle porta un pessaire, et, dès sa première couche, ajouta-t-elle, elle ressentait déjà de la pesanteur dans le bas-ventre et dans le fondement. Ces pesanteurs ne se faisaient sentir que par intervalles, et quand elle s'asseyait, il semblait à la malade avoir comme une boule à l'anus.

Après chacune de ses grossesses, elle est restée plus ou moins longtemps sans pouvoir entretenir aucune relation avec son mari, les rapprochements sexuels étant trop douloureux. Ce n'était qu'au bout d'un certain temps qu'elle pouvait de nouveau se livrer au coït et elle redevenait rapidement enceinte.

Après le quatrième accouchement, on a cautérisé le col de l'utérus, pendant trois mois, avec le nitrate d'argent pour cause d'ulcération.

Dans le cours de la sixième grossesse, un médecin pratiqua l'électrisation du ventre, à cause des douleurs et des pesanteurs dont il était le siège (?).

Jamais il n'y a eu de métrorrhagies pendant les différentes grossesses, ni dans leur intervalle, mais la leucorrhée s'est manifestée dès la première et n'a jamais cessé.

Ce n'est que quinze jours après la dernière couche, que la malade a eu une hémorrhagie subite et très abondante, qui a cédé rapidement, du reste, aux moyens ordinaires. Au bout de six semaines, elle a eu son retour de couches, et les règles sont toujours revenues régulièrement depuis cette époque.

Lorsque la malade entre à l'hôpital, on constate que c'est une femme de petite taille, mince, mais bien conformée. Elle est très brune, yeux et cheveux noirs.

Au palper, on sent que le corps de l'utérus est un peu augmenté de volume. Le fond atteint presque le bord supérieur du pubis. La pression est légèrement douloureuse,

Au toucher, on sent un col énorme, divisé par une déchirure bilatérale et transversale en deux gros bourgeons hémisphériques, qui sont les deux lèvres hypertrophiées et renversées en dehors. Cette surface paraît couverte de granulations. Au-dessus du museau de tanche, le col se resserre comme le pédicule d'un champignon, et présente une longueur un peu supérieure à celle que l'on indique comme normale. Il n'est pas induré. Les culs-de-sac sont parfaitement libres et non infiltrés.

Le spéculum montre le gros champignon que nous venons d'indiquer et dont la surface est rouge et parsemée de petites granulations, formées sans doute par des papilles hypertrophiées. Plus on déprime les culs-de-sac vaginaux en enfonçant le spéculum, plus les deux lèvres du museau de tanche s'écartent, et plus il y a de muqueuse cervicale qui apparait aux yeux. En rapprochant, au contraire, les deux valves du spéculum, les lèvres du col se rapprochent également, et cachent une partie de la surface ulcérée.

Le 6 mars, on pratique la cautérisation du col avec le thermocautère, sans anesthésie, et l'on fait des injections phéniquées froides à 1/40 pour tout traitement.

Le 12 mars, le col a déjà diminué de volume d'une manière sensible, et, comme la malade a besoin de retourner chez elle, on la laisse partir. Elle sort le 15 mars, pour rentrer une huitaine de jours après.

Le 25 mars, on fait une seconde cautérisation; deux jours après, la malade quitte brusquement l'hôpital. Nous ne l'avons plus revue.

Observation XVI (Terrillon et Auvard).

Métrite parenchymateuse avec déchirure du col de l'utérus. — Scarifications du col. — Guérison. (Traitement de la métrite parenchymateuse par les scarifications du col de l'utérus. In Bull. de thérap., 1880, t. II, p. 61.)

La nommée Marie C..., lingère, 22 ans 1/2, entre à l'hôpital de Lourcine le 4 avril 1880. Elle a été réglée à 14 ans 1/2 et ses règles ont toujours été régulières. Il y a deux ans, la malade a eu un enfant à terme; accouchement normal; mais à la suite, elle a eu des accidents de pelvi-péritonite qui l'ont retenue au lit un mois et demi environ. Elle était complètement remise de cet accident.

Il y a quinze jours, sans cause appréciable, à la suite de ses règles, la malade a commencé à accuser des douleurs dans le ventre, marquées surtout au niveau des reins et à l'épigastre, exagérées par la marche et la fatigue.

Elle entre à l'hôpital pour ces douleurs, et pour trois chancres mous siégeant aux grandes lèvres, avec bubons douloureux et inflammatoires dans les aines. Ces chancres ont été guéris au bout de quinze jours.

A l'examen de la malade, on constate du côté de l'utérus les symptômes suivants : douleur à la pression sur le fond de l'utérus; mobilité diminuée et mouvements imprimés douloureux ; volume exagéré du col qui est dur, bosselé et fendu à gauche. Au spéculum, on trouve la lèvre inférieure exulcérée. Le mucus qui s'échappe par l'orifice est à peu près normal. A l'hystéromètre, on trouve une cavité de 8 centimètres 1/2. Par l'exploration à l'aide de l'hystéro-curvimètre, on note un degré assez notable d'antéversion.

5 avril. On fait une première scarification du col; les piqûres saignent assez abondamment. La malade garde le repos au lit pendant la journée. Les jours suivants il y a une amélioration notable.

Le 14. On fait une nouvelle scarification.

Le 16. La malade n'accuse plus aucune douleur.

Le 17. Les règles se déclarent, ramenant de la douleur et durant jusqu'au 22.

Les douleurs persistent à la suite des règles. On fait une nouvelle scarification le 23.

Le 28. Dernière scarification.

Depuis ces dernières scarifications, la malade n'accuse plus aucune douleur.

7 mai. Le toucher et la pression hypogastrique ne révèlent plus aucune douleur. L'hystérométrie donne 7 centimètres de longueur pour la cavité utérine. La malade sort complètement guérie.

Observation XVII (A. de la Roche) (résumée).

Rupture du col de l'utérus, cause d'hémorrhagie après l'accouchement (Lyon médical, 14 mars 1880.)

Mme R..., 20 ans, bonne constitution, primipare, éprouve quelques douleurs le 20 novembre 1879. Le médecin trouve une présentation O.I.G.A. Le travail marche normalement. A 2 heures du matin, dilatation à peu près complète, rupture de la poche des eaux. De 2 heures à 4 heures, douleurs vives qui ne font pas avancer le travail et cessent à 4 heures, puis reparaissent un peu et font avancer la tête jusqu'au périnée. A 8 heures, application de forceps, extraction d'un enfant vivant. Un quart d'heure après, délivrance faite par M. Delore. Aussitôt après, le sang coule avec abondance ; cependant on sent que l'utérus est dur. Compression de l'aorte abdominale et 3 gr. de seigle ergoté. 20 minutes après, ou cesse la compression et l'hémorrhagie reparaît.

Introduction de la main pour faire la compression interne et retirer les caillots. Constation d'une déchirure du col à gauche, partant de l'orifice externe et intéressant une partie de l'orifice interne. La compression est faite pendant vingt-cinq minutes et, en retirant la main, on amène une grande quantité de caillots.

L'hémorrhagie semble arrêtée, mais quoique l'utérus soit très dur, elle reparaît par intervalles. Application de compresses vinaigrées froides sur la vulve, de glace sur le ventre, et de circulaires sur les quatre membres, sans résultat. La femme est pâle, toujours en syncope, le pouls est à 160. Nouvelle compression de l'aorte abdominale et administration de la glace à l'intérieur avec un peu d'éther. Après une demi-heure, l'hémorrhagie semble définitivement arrêtée.

Cette hémorrhagie a duré deux heures et demie; la rupture du col explique très bien pourquoi le travail a cessé à 4 heures du matin et pourquoi l'accouchement n'a pas pu se terminer seul.

Pour Delore, l'hémorrhagie a eu lieu parce que le col ne pouvant se fermer, aucun caillot n'a mis obstacle à l'issue du sang. Les caillots sanguins qui se forment dans le corps de l'utérus prennent un point d'appui sur l'orifice externe du col resserré, et retiennent ceux qui se sont formés dans les sinus. Ici, le col étant déchiré, le caillot du corps de l'utérus ne pouvait prendre un point d'appui sur lui, et ne comprimait plus, par conséquent, les sinus. Avant la délivrance, il n'y avait pas d'hémorrhagie, parce que le placenta fournissait un point d'appui suffisant aux caillots des sinus utérins.

Quand on a bien constaté une déchirure du col, Delore conseille d'appliquer aussitôt deux ballons en caoutchouc, l'un dans la cavité utérine, l'autre dans la cavité vaginale. Dans le cas où le ballon de la cavité utérine n'y resterait pas, on devrait gonfler celui de la cavité vaginale le premier. Par ce moyen, on remplace artificiellement le col utérin en donnant un point d'appui aux caillots qui se forment dans les sinus, source de l'hémorrhagie.

Observation XVIII (P. Bar).

Déchirure du col de l'utérus pendant l'accouchement. — Métrite consécutive durant depuis deux ans. — Opération d'Emmet. (Ann. de Gynécol., 1880. T. II, p. 207.)

La nommée Grimbergh, âgée de 21 ans, frangeuse, entre à la Maternité, service de M. Tarnier, salle de gynécologie, le 16 août 1880.

D'une bonne santé habituelle, elle a été réglée pour la première fois à l'âge de 12 ans, et depuis cette époque les règles ont été très régulières.

Il y a deux ans, après une grossesse normale, elle est accouchée naturellement et rapidement. Depuis cette époque, elle n'a pas cessé de souffrir dans l'abdomen, accusant, pendant la marche, de vives douleurs dans la région des reins, douleurs qui s'accentuaient surtout au moment des périodes menstruelles, pendant lesquelles la malade était obligée de garder le repos au lit.

Examen pratiqué le 17 août 1880. — Le toucher vaginal permet de constater que sur le côté du museau de tanche, il existe une déchirure profonde qui s'étend de l'orifice externe au cul-de-sac latéral gauche du vagin. Quand on applique le spéculum de Cusco, les deux lèvres du museau de tanche s'écartent largement, et laissent voir sur une grande étendue la muqueuse intra-cervicale qui présente une large ulcération d'apparence granuleuse.

Si on laisse les valves de l'instrument se rapprocher, les deux lèvres du museau de tanche finissent par s'appliquer l'une contre l'autre ; mais pour obtenir ce résultat, il faut que la pression soit assez forte, car, abandonnées à elles-mêmes, ces lèvres tendent aussitôt à s'écarter, en produisant une sorte d'ectropion.

A dater du 17 août, jusqu'au jour de l'opération, on fait dans le vagin, deux fois par jour, des injections d'eau à la température de 40° centigr. Les premières sont assez pénibles, mais bientôt la malade les supporte sans douleur.

Le 24. Opération d'Emmet.

Premier temps. — La malade est couchée dans le décubitus latéral droit ; la déchirure se trouve ainsi dirigée directement en haut.

La paroi postérieure du vagin est écartée par le spéculum de Sims, et le col de l'utérus abaissé avec une pince de Museux.

Pour aviver les lèvres de la déchirure, M. Tarnier se sert d'un bistouri muni d'un long manche, et construit de telle sorte que la lame longue de 1 cent. et demi et large de un demi-centimètre à sa base, est tranchante sur ses deux bords, et fait avec le manche un angle droit sur le plat.

A l'aide de cet instrument, M. Tarnier transfixe le museau de tanche au niveau de l'angle supérieur de la déchirure. Ensuite la lèvre antérieure du col est avivée par un coup de ciseaux, jusqu'au pont créé par la transfixion dont nous venons de parler. L'avivement de la lèvre postérieure fut plus difficile parce qu'elle était indurée par du tissu cicatriciel, et il fallut se servir tantôt du bistouri droit, tantôt des ciseaux. La perte de sang a été minime.

Deuxième temps. — L'avivement étant complet, M. Tarnier place quatre fils d'argent.

Le 24 au soir. T., 36,8. La malade n'éprouve aucune douleur dans le ventre.

Le 25, matin. Quelques gouttes de sang s'écoulent par le vagin. Pas de douleur ; état général excellent. T., 37°.

Chaque jour, injection vaginale d'eau phéniquée au 1/40. Compresses d'eau phéniquée sur la vulve.

Les 26-27. Rien de particulier.

Le 28. La malade a ses règles qui surviennent en avance sur la date supposée, et qui durent jusqu'au 1er septembre. Contrairement à ce qui se passait auparavant, pas la moindre douleur.

2 septembre. Les quatre fils sont retirés, la réunion est parfaite, et ne manque que tout à fait en bas sur une étendue de 2 millimètres environ confinant au bord gauche de l'orifice externe du col. Ce dernier a sa conformation normale, et la muqueuse ne fait plus saillie entre les lèvres du museau de tanche qui sont maintenant rapprochées.

Le 5, la malade sort guérie.

L'opérée ne ressent plus ni douleurs, ni pesanteur à la région hypogastrique. Tout fait espérer que la guérison est acquise, parce que, depuis l'opération, la malade n'a pas éprouvé la moindre douleur, même pendant ses règles, alors que les fils étaient encore en place.

Observation XIX (Personnelle).

Déchirure du col de l'utérus. — Métrite. — Opération d'Emmet. — Guérison.

La nommée Giuseppina P..., âgée de 26 ans, entre à la maternité de l'hôpital Cochin, le 7 juillet 1883, avec tous les symptômes d'une métrite chronique.

Réglée pour la première fois à 13 ans, mariée à 19 ans, cette jeune femme a eu deux enfants, et ses couches se sont passées naturellement, sans intervention d'aucune sorte. La dernière a eu lieu il y a dix-huit mois.

La menstruation avait toujours été régulière et il n'y avait pas de leucorrhée. Mais, depuis le dernier accouchement, la malade souffre de douleurs et de pesanteur dans le bas-ventre, surtout quand on exerce une pression avec la main. Les règles sont devenues plus abondantes, un peu irrégulières, et les métrorrhagies ne sont pas rares dans leur intervalle. Il y a en même temps une leucorrhée abondante. Les digestions sont devenues mauvaises et s'accompagnent fréquemment de douleurs d'estomac.

A l'examen, on trouve un col volumineux, largement déchiré de chaque côté, jusqu'à l'insertion vaginale. Les deux lèvres, très hypertrophiées, forment un ectropion considérable, de telle sorte qu'on peut voir la muqueuse cervicale enflammée et couverte de granulations. Les culs-de-sac sont complètement libres ; le corps de l'utérus est petit, un peu abaissé, en antéversion et bien mobile.

L'opération d'Emmet est proposée à la malade et acceptée. Elle se fait le 17 juillet, sans anesthésie, une huitaine de jours environ après la cessation des règles.

Le col de l'utérus est abaissé très facilement et maintenu hors de la vulve avec une pince de Museux. M. Marchand pratique l'avivement des deux lèvres de la déchirure du côté gauche. Avec un bistouri ordinaire, il transfixe les tissus le plus près possible de l'angle de la déchirure, de telle sorte que le tranchant de la lame soit dirigé en avant. Puis, en imprimant à l'instrument des mouvements de scie, il sectionne les tissus, de manière à enlever un lambeau de 2 millimètres d'épaisseur environ. Il agit de même pour l'autre lèvre de la déchirure. Puis, avec des ciseaux, il avive soigneusement l'angle de la lacération. L'avivement se fait de la même manière pour la déchirure droite. A ce moment, une branche assez volumineuse de l'artère utérine ayant donné du sang, on la saisit avec une pince à forcipressure, puis on procède à la suture des surfaces avivées, en commençant par le côté gauche. On passe quatre fils d'argent que l'on tord ensuite en commençant par le plus élevé. Puis on agit de même du côté droit, après avoir enlevé la pince à forcipressure, l'artère ayant cessé de donner du sang; les parties sont lavées soigneusement avec de l'eau phéniquée au 1/40e, et la malade est replacée dans son lit.

A la suite de cette opération, elle n'a eu aucune fièvre, mais la sensibilité du ventre s'est un peu augmentée, la malade se plaignant chaque matin de souffrir dans les hypochondres. Elle n'a pas eu de vomissements, ni aucun retentissement du côté du péritoine.

Dix jours plus tard, on enleva les sutures, et l'on put voir que la réunion s'était très bien faite. Le col était petit, conique comme un col de vierge. Il persistait seulement au sommet de l'angle gauche un petit point bourgeonnant, sorte de fistulette, qui finit par se cicatriser complètement quelques jours plus tard.

La malade pouvait donc se considérer comme guérie au point de vue de la déchirure. Cependant elle resta longtemps encore, se plaignant du bas-ventre qui était sensible. Elle sortit enfin le 27 août guérie, le col de l'utérus en très bon état, sans leucorrhée, et n'ayant plus que fort peu de sensibilité morbide dans l'hypogastre.

Au mois d'avril 1884, M. Marchand eut l'occasion de revoir la malade qui allait partir pour un long voyage. Elle était depuis longtemps complètement guérie; son col était absolument celui d'une vierge, et toutes ses fonctions utérines se passaient au mieux. Elle se félicitait grandement d'avoir été opérée. Elle n'a pas eu de nouvelle grossesse.

Observation XX (personnelle).

Déchirure du col. — Opération d'Emmet.

La nommée L. D..., âgée de 30 ans, charcutière, entre le 16 mai 1884, à la Maternité, salle de gynécologie, dans le service de M. le professeur Tarnier, suppléé en ce moment par M. Marchand.

C'est une femme bien développée, de constitution robuste et de grande taille. Elle a été formée à 15 ans 1/2, et toujours bien réglée. Mariée à 17 ans, elle eut d'abord deux fausses couches, puis quatre enfants. La première fausse couche fut de trois mois. Un an plus tard avait lieu la seconde, qui était de sept mois. Le fœtus était mort depuis plusieurs semaines, et le délivre fut extrait par lambeaux au moyen de pinces.

Les quatre accouchements n'offrent rien de particulier; les présentations furent toujours bonnes, et il n'y eut jamais aucune intervention obstétricale. La dernière couche date de cinq mois. Les règles ont continué à être normales, mais depuis son mariage la malade a toujours eu de la leucorrhée.

Depuis la seconde fausse couche, elle a commencé à souffrir dans le ventre; ces douleurs s'irradiaient dans l'aine, mais non dans les cuisses ni dans les reins. En même temps, la malade accuse une sensation de pesanteur dans la région hypogastrique, quand elle marche ou qu'elle se tient debout. Depuis deux ans et demi, il s'est ajouté des crampes d'estomac assez pénibles, mais sans vomissements, sauf cependant au moment des époques menstruelles, puis de la constipation. Il n'y a pas de ténesme rectal ni viscéral, pas de névralgie d'aucune sorte, si ce n'est un peu de céphalalgie.

A la palpation de l'abdomen, on trouve un peu de sensibilité quand on appuie sur le fond de l'utérus; celui-ci, du reste, ne paraît pas augmenté de volume.

Le doigt, introduit dans le vagin, sent un col un peu hypertrophié sur lequel la pression est douloureuse, ainsi que celle qui s'exerce pendant les rapports sexuels et qui est assez vive pour arracher des larmes à la malade. On sent également une déchirure bilatérale intéressant environ la moitié de la hauteur du museau de tanche. Les culs-de-sac sont souples.

Au spéculum, on voit qu'il n'y a pas de dégénérescence kystique, mais un certain degré d'ectropion qui montre la muqueuse rouge, congestionnée, sur laquelle s'étale un mucus visqueux, assez abondant et strié de sang.

Le 30 mai, la malade ayant eu ses règles huit jours auparavant, M. Marchand pratique l'opération d'Emmet, en suivant le même manuel opératoire que nous avons indiqué dans l'observation précédente. Seulement il rencontre un tissu cicatriciel induré qui résiste au bistouri. On l'enlève soigneusement en s'aidant des ciseaux, et l'on procède ensuite à l'application des sutures, lorsque l'avivement est profond et complet. Trois fils d'argent sont placés de chaque côté, et mettent un terme à l'hémorrhagie capillaire assez abondante qui s'était produite. Des injections d'eau phéniquée au 1/40° constituent tout le traitement.

La malade n'a nullement souffert des incisions pratiquées sur le col, mais elle s'est plainte, l'opération terminée, d'avoir vivement senti les tiraillements douloureux que lui causaient, dans le côté, les tractions faites sur l'utérus pour le maintenir au niveau de la vulve.

Ces douleurs persistèrent pendant plusieurs jours de suite et durant une semaine on maintient de la glace appliquée sur le ventre dans la crainte d'une pelvipéritonite. Matin et soir on fit des injections vaginales avec une solution de sublimé aux 2 millièmes. Les sutures furent enlevées le onzième jour, et on pratiqua sur les bourgeons de la cicatrice des pulvérisations d'iodoforme. Au bout de quelques jours, ces pulvérisations ayant été interrompues, il se forma une couche diphtéroïde sur la petite plaie, mais elle disparut aussitôt que les pulvérisations furent reprises.

Le 18 juin, nous voyons la malade, qui est sortie depuis le 15. Elle souffre toujours dans le bas-ventre, mais un peu moins. Le col est revenu à ses dimensions normales, et présente de chaque côté une cicatrice linéaire au niveau de la déchirure. Il est encore rouge, un peu ulcéré et présente une leucorrhée abondante, mais la malade attend ses règles qui auraient dû venir le 16.

En somme, cette malade n'est pas guérie, parce qu'il n'y a que quinze jours qu'elle a été opérée. La malade de l'observation précédente était dans le même état quinze jours après l'opération, et complètement guérie plusieurs mois plus tard. Il en sera certainement de même pour celle-ci. Le succès opératoire est obtenu, il faut attendre du temps le succès thérapeutique.

On trouvera dans la thèse de M. Fage trois autres observations de trachélorrhaphie, une de M. le professeur Tarnier, et deux de M. le Dr Peyrot. Nous ne croyons pas nécessaire de les rapporter ici.

INDEX BIBLIOGRAPHIQUE.

Nous n'avons pas pu, on le comprendra sans peine, vérifier par nous-même toutes les indications que nous donnons ici. Néanmoins, nous n'avons pas cru devoir en omettre, espérant faciliter ainsi les recherches de ceux qui, après nous, voudraient s'occuper de la question.

AGATHONOFF. — Lacération du col utérin. Trachélorrhaphie d'Emmet (*Ann. de Gyn.*, 1883).

ARNING. — De l'opération d'Emmet dans les déchirures du col (*Wien. medic. Wochens.*, 1881, n° 32).

BAER. — Analyse de 27 opérations pour restaurer la déchirure du col; leurs effets sur la stérilité et la parturition (*Obst. Soc. of Philad. Med News*, 24 février 1883, et *New-York med. Journ.*, 14 juillet 1883).

BAKER. — Déchirure du col cause de maladies utérines (*Boston med. and surg. Journ.*, 20 sept. 1877).

— Lacération du col de l'utérus (*Boston med. and Surg. Journ.*, 1882).

BALLERAY. — Traitement des lacérations récentes du col de l'utérus (*Med. Rec. New-York*, 1880, p. 656).

— Lacérations du col de l'utérus (*Trans. med. Soc. New-Jersey*, Newark, 1881, p. 108).

BALLS-HEADLEY. — Trois cas d'opération d'Emmet (*Austral. med. Journ.* Melbourne, 1881, p. 264).

BARNES. — Traité clinique des maladies des femmes (*Traduit par Cordes.* Paris, 1876).

BENNET. — Notes sur la lacération du col de l'utérus, ses causes et son traitement (*British med. Journ.*, nov. 1881).

— Traité de l'inflammation de l'utérus (*Traduit par Aran.* Paris, 1850).

BERRY HART AND BARBOUR. — Manuel de gynécologie (Édimburgh, 1882).

— De la lacération du col (*Ann. de gynécol.*, 1883, traduit par Rodet).

BIGGAR. — Lacération du col de l'utérus (*Trans. Amer. Inst. homœop.* Philad., 1880, p. 447).

BIXBY. — Cas de lacération bilatérale du col de l'utérus datant de cinq ans, avec procidence; opération; guérison (*Boston med. and. surg. Journ.*, 1881, p. 132).

BOZEMANN. — Mécanisme de la rétroversion et du prolapsus de l'utérus au point de vue des déchirures simples du col; leur traitement par les opérations sanglantes (*Trans. of the Amer. Gyn. Soc.*, 1878, p. 399).

BREISKY. — De l'ectropion cicatriciel du col utérin comme cause prédisposante au cancer de l'utérus (*Wien. med. Wochens.*, 1876).

BRIDE AND MAN. — Cas d'anurie hystérique guérie par la trachélorrhaphie (*Arch. of med. New-York*, 1879, p. 293).

BROUSE. — Lacération du col de l'utérus (*Canada Lancet.* Toronto, 1881-82, p. 169).

CARROLL LEE. — Limites de l'opération d'Emmet (*Med. Rec. New-York*, 1881, p. 78).

— Des indications et contre-indications de l'opération d'Emmet (*New-York med. Journ.*, sept. 1881).

CHADWICK. — Lacération du col de l'utérus (*Boston med. and surg. Journ.*, 19 juillet 1877).

CHASE. — Lacération du col cause de quelques formes de maladies utérines (*Trans. med. Soc. New-York*, 1878, p. 131).

CLEVENGER. — Lacération du col cause probable d'avortements répétés (*Chicago med. Gaz.*, 1880. p. 46).

CLIFTON E. WING. — Les opérations inutiles en gynécologie (*Boston med. and surg. Journ.*, 1881, traduit par Cordes, in *Ann. de gyn.*, 1881).

COLLINS. — Opération d'Emmet pour la déchirure du col (*Amer. Practitioner Louisville*, 1879, p. 359).

COMSTOCK. — Lacération du col de l'utérus et son traitement par l'hystéro-trachélorrhaphie (*Saint-Louis clin. Review.*, 1879-80, p. 417).

COSENTINO. — La sténose et l'ectropion du col de l'utérus, ou trachélotomie et trachélorrhaphie (Palermo, 1881).

CRISTOFORIS (DE). — Les maladies de la femme (Milano, 1881).

CUSTRING. — Observations de déchirure du col de l'utérus (*Pacific. med. and. surg. Journ.* San-Francisco, 1879-80, p. 162).

DAVENPORT. — Cas de thrombose consécutive à l'opération pour la lacération du col de l'utérus (*Boston med. and. surg. Journ.*, 1879, p. 161).

DESVERNINES. — Contribution à l'étude des lésions du col de l'utérus (*Thèse de Paris*, 1879).

DUDLEY. — Lacération du col de l'utérus; histoire et diagnostic (*Saint-Louis med. and surg. Journ*,, 1879-1880, p. 213).

— Lacération obstétricale du col de l'utérus, et opération de la trachélorrhaphie comme moyen de traitement (*Chicago med. Journ. and Examiner*, 1879).

— Cas de lacération de l'orifice utérin ; opération ; guérison (*New-York med. Journ.*, janv. 1878).

— Cas de lacération du col de l'utérus et du périnée avec cystocèle, rectocèle et procidence complète de l'utérus (*Amer. Journ. of Obst.*, 1878, p. 136).

Duparcque. — Maladies de la matrice. Rupture et déchirure de l'utérus (Paris, 1839).

Emmet. — Principes et pratique de gynécologie (London, 1880).

— Deux cas de déchirure du col traités avec succès par avivement et suture (*New-York med. Journ.*, 3 mars 1883).

— Déchirure du périnée et du col utérin. Avivement et suture ; hémorrhagie secondaire provenant du col; deuxième suture complémentaire; guérison (*New-York med. Journ.*, 30 juin 1883).

— Lacération du col de l'utérus (*New-York med. Journ.*, 1881, p. 177).

— *Journ. of Obst.*, 8 fév. 1869.

— Lacération du col de l'utérus cause fréquente et méconnue de maladies (*New-York med. Journ.*, 1874, t. XX, p. 503).

— Traitement rationnel de la lacération du col de l'utérus)*New-York med. Journ.*, janv. 1877).

Engelmann. — Épilepsie dépendant des érosions du col de l'utérus (*Saint-Louis med. Journ.*, 1878).

Fischel. — L'érosion et l'ectropion (*Centralb. f. Gyn.*, 1880, n° 18).

— Contribution à l'histologie de l'érosion de la portion vaginale de l'utérus (*Arch. f. Gyn.*, B. XV, H. 1, p. 76, 1879).

Fritsch. — Les maladies des femmes (Brunswick, 1881).

Fundenberg. — Lacération puerpérale du col de l'utérus (*Pittsburg med. Journ.*, 1880-81, p. 71).

Gaillard-Thomas. — Traité clinique des maladies des femmes (*Traduit par Lutaud*. Paris, 1879).

— De la lacération du col de l'utérus et de l'opération d'Emmet (traduit par Lutaud, in *Ann. de gyn.*, 1881, t. XV, p. 408).

— Lacération du col de l'utérus déterminant de l'uréthrite.

— Lecture clinique sur quelques-uns des résultats de la lacération étendue du col de l'utérus (*Boston med. and surg. Journ.*, 1880, p. 337).

— Lacération du col de l'utérus avec rétroflexion et subinvolution (*Med. Rec. New-York*, 1879, p. 313).

— Lacération du col de l'utérus; subinvolution, dégénérescence fongueuse de la muqueuse utérine (*Med. and surg. Reporter Philad.*, 1879, p. 354).

GALABIN. — Guide de l'étudiant dans les maladies des femmes (London, 1881).

— Anatomie pathologique des érosions du col. Préparation micrographique faisant voir deux formes entièrement distinctes (*London obst. Trans.*, 1881, vol. XXII, p. 157).

— Préparation micrographique de la lèvre antérieure du col de l'utérus, présentant une déchirure bilatérale profonde avec ectropion (*London obst. Trans.*, 1880, vol. XXI, p. 312).

— Caractères histologiques des lacérations du col (*Obst. Journ. gr. Brit.* London, 1879-80, p. 638).

GUENEAU DE MUSSY. — Phlegmon du ligament large consécutif aux déchirures du col (*Arch. de méd.*, août 1867).

GARRIGUES. — Lacération du col de l'utérus (*Arch. med. New-York*, 1881, p. 115).

GILLETTE (de New-York). — Lacération du col de l'utérus, rectocèle, opération, guérison (*Med. Gaz. New-York*, 1880, p. 180).

GOODELL. — Lacération du col, végétations, etc. (*Med. and. surg. Report. Philad.*, 1880, p. 209).

— Lacération du col de l'utérus (*Ibid.*, 1881, p. 61).

— Lacération du périnée et du col de l'utérus (*Philad. med. Times*, 11 mai 1878).

— Leçons de gynécologie (London, 1880).

HARDON. — Lacération du col comparée à sa division interne complète.

HAGGARD. — Lacération du col de l'utérus (*Southern Practitionner Nashville*, 1883, p. 529).

— Lacération du col de l'utérus; opération (*Med. and surg. Report. Philad.*, 1879).

HAWKINS. — Convulsions hystériques réflexes; périnéorrhaphie et trachélorrhaphie; guérison (*Denver med. Times*, 1884).

— Lacération du col de l'utérus; trois cas; opération; guérison (*Rocky Mountain med. Rev. Denver*, 1880-81, p. 279).

HERMANN. — Hypertrophie folliculaire de l'utérus (*London obst. Trans.*, 1881, vol. XXII, p. 270).

HERRICK. — Modifications à l'opération d'Emmet (*Philad. med. Report*, janv. 1880).

— Quelques méthodes simples pour faire l'hystéro-trachélorrhaphie (*Obst. gaz. Cincinnati.*, 1882, p. 225).

— Lacération du col de l'utérus traitée par les bandes élastiques (*Virginia med. Month. Richmond*, 1881-82, p. 10).

Hofmeier. — Des suites du catarrhe chronique du col et leur traitement (*Zeitsch. f. Geburt. und Gyn.*, B. IV, H. 2, 1879, p. 331).

— Du traitement des déchirures de l'utérus se produisant pendant le travail (*Centralb. f. Gyn.*, 7 juillet 1883, p. 473).

Hegard et Kaltenbach. — Operative Gynækologie, 1874.

Holland. — Lacération du col de l'utérus (*Brit. med. Journ.* London, 1881, p. 917).

Holmes. — Trachélorrhaphie (*Canada Lancet.* Toronto, 1882-1883, p. 39).

Hunter. — Opération pour la déchirure du col; terminaison fatale (*Amer. Journ. obst.* New-York, 1881, p. 895).

Ill. — Analyse de 44 cas de lacération du col (*Trans. med. Soc. New-Jersey.* Newack, 1882, p. 157).

Jackson. — Sutures avec le catgut phéniqué, pour la lacération du col (*Med. Rec. New-York*, 1881. p. 675).

— Lacération du col de l'utérus (*Amer. Practitionner Louisville*, juillet 1880).

— Lacération du col de l'utérus (*Chicago med. Journ. and Examiner*, 1879, p. 113).

Jarvis. — Lacération du col de l'utérus (*Proc. Connecticut med. Soc.* Hartford, 1881, p. 76).

Johnson. — Importance de la trachélorrhaphie avec observations et remarques (*Journ. Amer. med. Ass.* Chicago, 1884, p. 197).

Kaltenbach. — Des déchirures profondes du vagin et du col pendant l'accouchement (*Zeitsch. für Geb. und Gyn.* Band. II, H. 2, 1881, p. 277).

Keith (Skene). — Des cicatrices du col utérin et du vagin (*Trans. of the Amer. Gyn. Soc.*, 1876).

— Traitement des déchirures du col utérin. Opération d'Emmet avec de légères modifications (*Edimb. med. Journ.*, mars 1882, p. 795).

— Traitement de la déchirure du col; traitement préparatif pour l'opération (*Amer. Journ. of obst.*, 1876, p. 588).

Kirkley. — Lacération du col (*Toledo med. and surg. Journ.*, 1879, p. 409).

Kinsman. — Névralgies et autres désordres causés par les maladies utérines (*Obst. Gaz. Cincinnati*, 1878, p. 195).

Lyman. — Lacération transversale complète du col; opération (*Boston med. and surg. Journ.*, 1880, p. 320).

— Lacération du col de l'utérus, avec métrorrhagies et subinvolution. Opération suivie de péritonite et de cystite, guérison (*Ibid.*).

Macan. — Opération pour la rupture du col pendant le travail (*Dublin Journ. of med. Sciences*, nov. 1875, p. 449).

— Opération d'Emmet pour la lacération du col avec excision des lèvres (*Ibid.*, juin 1879).

MACDONALD. — Leçon sur les déchirures du col et leur traitement par la méthode d'Emmet (*Edimb. med. Journ* , juillet 1882, p. 1).

— Des causes, résultats et traitement des déchirures du col (*Edimb. med. Journ.* et *Glasgow med. Journ.*, 1883).

MADDON. — Lacérations du col de l'utérus ; leurs conséquences et leur traitement (*Dublin Journ. med. Science*, 1882-83, p. 225).

MANN. — Observation clinique sur le traitement des déchirures du col par une opération (*Proc. Connect. med. Soc.* Hartford, 1881, p. 108).

MONTGOMERY. — Lacération du col de l'utérus ; opération (*Med. and surg. Rep. Philad.*, 1879, p. 405).

— Lacération du col de l'utérus. Analyse de 20 cas dans lesquels la trachélorrhaphie fut pratiquée (*Obst. gaz. Cincinnati*, 1882, p. 55).

MUNDE. — Syncope réflexe causée par la pression sur le tissu cicatriciel d'une déchirure du col. Guérison par trachélorrhaphie (*Am. Journ. obst. New-York*, 1882, p. 907).

— Des indications de la trachélorrhaphie (*Amer. Journ. of obst.*, vol. XII, p. 117).

NIEBERDING. — Déchirure et ectropion du col de l'utérus à l'état normal et à l'état puerpéral (Wurtzbourg, 1879).

PAGGI. — Opération d'Emmet ou trachélorrhaphie (*Lo Sperimentale*, janv. 1882).

PALLEN (Montrose A.). — Etiologie et traitement des lacérations du col (*British med. Journ.*, 4 sept. 1880).

— Lacération du col de l'utérus (*Amer. Journ. of obst.*, 1879, p. 322).

PLAYFAIR. — Notes sur l'opération d'Emmet (*London obst. Trans.*, 1882).

POLK. — Peut-on prévenir la lacération du col de l'utérus ? (*Trans. Amer. gyn. Soc. Philad.*, 1882, p. 407).

PORTER. — De la déchirure du col de l'utérus (*Boston med. and surg. Journ.*, 17 mai 1877).

ROWLAND. — Lacération du col pendant le travail (*Saint-Louis med. and surg. Journ.*, 1882, p. 8).

RUNNELS. — Lacération du col (*Homœop. Journ. obst. New-York*, 1880, p. 135).

RUGE. — Sur les érosions du col utérin (*Berliner Klinische Wochens.*, 12 sept. 1881).

— L'érosion et l'ectropion (*Zeitsch. f. Geburt. und Gyn.*, Band V, Heft 2).

— Étiologie et anatomie de l'endométrite (*Zeitsch. f. Geburt. und Gyn.* B. V, H. 2).

— Érosion et ectropion (*Ibid.*, 1880, p. 248).

SCHENCK. — Opération d'Emmet; 110 cas (*Saint-Louis Cour. med.*, 1881, p. 175).

SCHRŒDER. — Technique des opérations plastiques sur le col de l'utérus (*Charité Annalen*, 1878. Berlin, 1880, p. 343).

— Des rapports de la déchirure du col avec le catarrhe du col (*Berlin. Klinische Wochens.*, n° 32).

— Maladies des organes génitaux de la femme (Ziemssen, 1875).

SMALL. — Un cas de déchirure du col; opération; guérison (*Peoria med. Month.*, 1880-81, p. 37).

SMITH. — Méthode simple et facile pour opérer les déchirures du col (*South. Pract. Nashville*, 1882, p. 238).

SPIEGELBERG. — Des déchirures du col, leur évolution et leur réparation par une opération (*Breslau Artzlische Zeitschrift*, 1879, p. 1).

SUTTON. — Lacération du col de l'utérus (*Med. Rec. New-York*, 1880, p. 141).

SWAYNE. — Sur le traitement des lacérations du col (*Obst. Journ. Gr. Brit.* London, 1880, p. 705).

TERRILLON. — Traitement de la métrite chronique parenchymateuse par les scarifications du col (*Arch. de tocol.*, janv. et fév. 1881).

TERRILLON et AUVARD. — Traitement de la métrite chronique par les scarifications du col (*Bull. de thérap.*, 1880).

TERRILLON et LERMOYEZ. — Considérations sur l'ectropion du col de l'utérus et l'opération d'Emmet (*Bull. de thérap.*, 1881).

THOMAS (C.-H.). — Lacération du col simulant une excroissance en chou-fleur (*Amer. Journ. obst. New-York*, 1882, suppl. 48).

— Lacération du col produisant une hémorrhagie après l'accouchement (*Ibid.*, suppl. 48).

WALTON. — De l'hystéro-trachélorrhaphie ou opération d'Emmet (*Acad. royale de méd. de Belgique*. Bruxelles, 1881).

WARREN. — Lacération du col de l'utérus et du périnée (*Virginia med. Month.* Richmond, 1880-81, p. 924.

VAN DE WARKER. — Analyse de 31 opérations pour remédier à la lacération du col (*Amer. Journ. of obst.*, juillet 1883, p. 673).

— Étiologie des lacérations du col (*Amer. Journ. obst. New-York*, 1882, p. 103).

WATHEN. — Lacération du col de l'utérus (*Saint-Louis med. and surg. Journ.*, 1880, p. 703).

WILL. — Trachélorrhaphie dans la pratique privée (*Peoria med. Month.*, 1881-82, p. 352).

WILLEMIN. — De la métrite puerpérale idiopathique, etc. (*Arch. gén. de méd.*, nov. 1847, 4e sér., t. XV).

Wylie. — Étiologie, pathologie et prophylaxie des lacérations du col de l'utérus (*Med. Rec. New-York*, 1881, p. 497).

Yarnoll. — Lacération du col de l'utérus (*Saint-Louis Cour. med.*, 1881, p. 392).

Consulter en outre les classiques : Courty, Gallard, Guérin, Charpentier, Cazeaux, Aran, Churchill, de Sinéty, Schultze, etc.

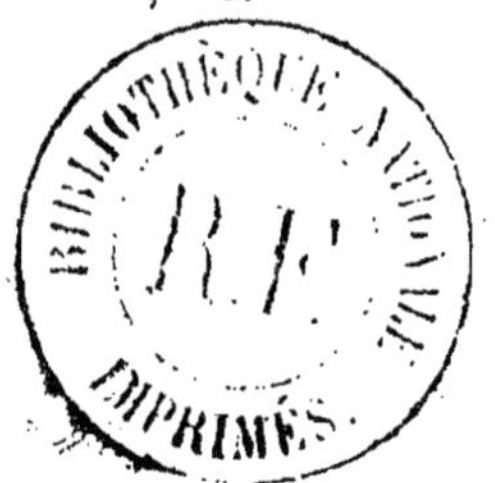

Paris. — A. Parent, imp. de la Fac. de médec., A. Davy, successeur, 52, rue Madame et rue M.-le-Prince, 14.

www.ingramcontent.com/pod-product-compliance
Ingram Content Group UK Ltd.
Pitfield, Milton Keynes, MK11 3LW, UK
UKHW020245220726
13923UKWH00002B/832